U0277416

2011年度国家社会科学基金项目（11BTY034）
——我国青少年儿童体质健康的地域特征与体育价值取向研究子课题

>>>>

超重/肥胖大学生的体质特征及运动干预

颜飞卫　吕荷莉⊙著

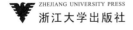

浙江大学出版社

前　言

　　我国一直以来非常重视大学生的体质健康状况,随着高等教育的迅猛发展,高等院校学生人数不断壮大,超重/肥胖的大学生也越来越多。近几年全国学生体质健康检测结果显示,我国学生的体质状况呈逐年下降的趋势,其中超重/肥胖占相当大的比例,不断公布的数据让人触目惊心。另外,超重/肥胖人群的总胆固醇水平、血压、血糖和尿酸都普遍升高,冠心病和脑卒中的危险明显增加。美国医学联合会会长路易斯也曾郑重向人们宣告:"我们人类面临的最大威胁并不是可怕的癌症,而是对人类健康构成最大威胁的肥胖症。"国际肥胖特别工作组(TOTE)指出,肥胖将成为21世纪威胁人类健康和生活满意度的最大敌人。由此可见,肥胖已是一个全球性的问题。

　　超重/肥胖学生在学校里是一个比较特殊的群体,超重和肥胖成了他们健康成长中的障碍,提高这部分人群的身心健康是增强我国学生健康水平的重要前提。超重/肥胖大学生有不同的外部环境和自身的生理、心理特点,因此对超重/肥胖大学生进行干预研究将成为一种必要。

　　目前对超重、肥胖大学生研究的理论较多,但对预防超重/肥胖的研究较少,且借用身体成分变化的数据实证研究较少。基于此现状,本书试以在总结过去研究工作的基础上,以超重/肥胖学生的减肥需求为切入点,以身体成分变化为突破点,通过"知信行"健康干预模式,理论联系实践,对超重/肥胖学生进行实证研究,寻求适宜的减肥干预模式,采取俱乐部与塑身班干预模式优先的实验研究,以期培养大学生健康生活方式,为各高校提供参考;为科学运动、健康减肥提供实践依据;为超重/肥胖大学生乃至其他肥胖人群的长效干预提供参考;为国家制定学校体育卫生方面的宏观决策及相应的预防措施提供科学依据,具有一定的实际价值与现实意义。

本书从调研、方案设计、实施、数据测量、收集、统计到课程的开设等,得到了浙江树人大学、浙江大学与其他高校同行和学生们的大力支持,也得到了浙江大学出版社的大力支持。本书的研究工作时间跨度较大,得到了国家社科基金的子课题资助,前期多个课题的研究也为此打下了基础,且一直受恩师的指导,在此表示深深的感谢。同时感谢浙江树人大学公体部教师十多年辛苦的数据测试。本书还参阅和引用了其他一些学者的研究成果,在此表示衷心的感谢。

由于作者水平有限,书中错误和缺点在所难免,对本书存在的不足之处,恳请专家、读者批评指正。

作　者

2016 年 7 月

目　录

第一章　超重/肥胖大学生的体质健康状况研究

随着全球经济的发展,人民生活水平的提高,膳食结构的改变以及体力活动的日渐减少,无论在发达国家还是发展中国家,成年人或儿童中的肥胖患病率,都以惊人的速度在增长。尤其是在经济迅速增长的国家,肥胖患病率的增长速度更为突出。预防肥胖已成为 21 世纪上半叶全球面临的最重大的公共卫生挑战。以往人们对肥胖的认识仅限于营养状况问题,并没有把它视为一种疾病。从大量的科学实证和肥胖所引起的实际后果来看,肥胖不仅影响身体的曲线美,而且还是导致心血管病、高血压、癌症等疾病的危险因素,超重和肥胖是威胁人类健康的常见营养问题,因而已被世界卫生组织(WHO)列为慢性疾病,成为全球性的威胁人类健康的问题之一[①]。肥胖问题日益严重,它不仅是一种普遍存在的危害人类健康的疾病,而且已经成为继吸烟和艾滋病之后第三大危害人类健康的慢性杀手。

目前,随着我国经济的迅速发展,肥胖患病率正以极大的速度上升。近几年,我国肥胖病患者呈现加速上升态势,肥胖问题在我国引起了人们的广泛关注。[②] 其中我国在校学生超重、肥胖的发生率的增长速度已远远大于欧美等发达国家,肥胖已成为影响大学生身心全面发展的重要因素之一。

2010 年全国学生体质与健康调研,是自 1985 年以来由教育部、国家体育总局、卫生部、国家民族事务委员会、科学技术部、财政部共同组织的第 6 次全国多民族大规模的学生体质与健康调研,本次调研涉及 31 个省、自治区、直辖市,

---

① 姚兴家.儿童青少年肥胖判定及干预策略[J].中国学校卫生.2006(3):185-188.

② 代毅,许传明,王金泉,等.有氧运动、抗阻力训练与饮食干预对年轻肥胖女性减肥效果的影响.成都体育学院学报,2007,33(6):105-108.

1

27 个民族,995 所学校。本次调研结果显示:学生体质与健康状况总体有所改善,形态发育水平继续提高,学生的营养状况继续得到改善,学生肥胖和超重检出率继续增加。7～22 岁城市男生、城市女生、乡村男生、乡村女生肥胖检出率分别为 13.33%、5.64%、7.83%、3.78%,比 2005 年分别增加 1.94、0.63、2.76、1.15 个百分点;超重检出率分别为 14.81%、9.92%、10.79%、8.03%,比 2005 年分别增加 1.56、1.20、2.59、3.42 个百分点。[①]

随着中国高等教育的迅猛发展,高等院校学生人数不断增多,超重/肥胖的大学生也越来越多。超重/肥胖大学生有不同的外部环境和自身的生理、心理特点,围绕超重/肥胖大学生进行干预研究将成为必要。对高等院校超重/肥胖大学生的现状进行调研分析,寻找高等院校学生超重/肥胖的成因,提出结合健康教育的长效性干预措施,探索出适合高等院校超重/肥胖大学生运动干预的新途径,对促进超重/肥胖大学生的健康成长具有重要意义,可为超重/肥胖大学生乃至其他肥胖人群的长效干预提供参考。

第一节　2003—2014 学年浙江省大学生体质健康状况研究

一、大学生《国家学生体质健康标准》的简介

《国家学生体质健康标准》(以下简称《标准》)是国家学校教育工作的基础性指导文件和教育质量基本标准,是评价学生综合素质、评估学校工作和衡量各地教育发展的重要依据,是《国家体育锻炼标准》在学校的具体实施,适用于全日制普通小学、初中、普通高中、中等职业学校、普通高等学校的学生。我国的《国家学生体质健康标准》从 2003 年的试行到如今,经历了以下四次变化。

(一)2003 年《国家学生体质健康标准(试行方案)》

2003 年的《国家学生体质健康标准(试行方案)》是由教育部、国家体育总局

---

① 中华人民共和国教育部.教育部关于 2010 年全国学生体质与健康调研结果公告:教体艺〔2011〕4 号［A/OL］.（2011-08-29）［2015-05-15］. http://www.moe.edu.cn/publicfiles/business/htmlfiles/moe/s5948/201109/124202.html.

针对现行《国家体育锻炼标准》《大学生体育合格标准》《中学生体育合格标准》及《小学生体育合格标准》存在的一些问题而研制的。[①] 其目的是更好地对学生体质健康状况进行科学的评价,便于家长督促学生经常进行体育锻炼,利于行政部门的管理。《国家学生体质健康标准(试行方案)》的指导思想是树立健康第一的思想,促进学生积极参加平时的体育锻炼,克服体育教学中的应试教学倾向。其指标体系涵盖了体质评价的三个方面:身体形态、身体机能和身体素质;同时在指标选择上又能反映出人体的心血管耐力、肌肉力量、肌肉耐力和柔韧性等健康水平,体现了科学性、可操作性和公平性原则。它将取代《国家体育锻炼标准》《大学生体育合格标准》《中学生体育合格标准》及《小学生体育合格标准》,改变"标准"与体育课成绩复杂交叉的现象,重视学生体质健康结果的综合评定,有利于指导学生的锻炼。

(二)2007 年《国家学生体质健康标准》

为了进一步增强青少年体质、促进青少年健康成长,2007 年 5 月 7 日中共中央国务院下发了《中共中央国务院关于加强青少年体育增强青少年体质的意见》(中发〔2007〕7 号);为贯彻落实健康第一的指导思想,切实加强学校的体育工作,促进学生积极参加体育锻炼,养成良好的锻炼习惯,提高体质健康水平,2007 年 4 月 4 日教育部、国家体育总局颁布了《教育部国家体育总局关于实施〈国家学生体质健康标准〉的通知》(教体艺〔2007〕8 号),根据新的形势对原有《国家学生体质健康标准》进行了修改与完善,调整了评价体系,增加了测试项目,提高了评分标准。2007 年《标准》的测试项目涵盖了体质评价的四个方面:身体形态、身体机能、身体素质和运动能力。

(三)2013 年《国家学生体质健康标准》修改

2013 年 4 月,根据《国务院办公厅转发教育部等部门关于进一步加强学校体育工作若干意见的通知》(国办发〔2012〕53 号)的有关要求,2013 年实施的《国家学生体质健康标准》中增加了视力的项目。

---

① 《学生体质健康标准》研究课题组.《学生体质健康标准(试行方案)》解读[M].北京:人民教育出版社,2002.

(四)2014 年《国家学生体质健康标准》

2014 年 4 月,《国家学生体质健康标准》进行了第四次修订,具体如下:

(1)本标准的修订坚持健康第一,落实《国家中长期教育改革和发展规划纲要(2010—2020 年)》《国务院办公厅转发教育部等部门关于进一步加强学校体育工作若干意见的通知》(国办发〔2012〕53 号)和《教育部关于印发〈学生体质健康监测评价办法〉等三个文件的通知》(教体艺〔2014〕3 号)有关要求,着重提高《标准》应用的信度、效度和区分度,着重强化其教育激励、反馈调整和引导锻炼的功能,着重提高其教育监测和绩效评价的支撑能力。

(2)本标准从身体形态、身体机能和身体素质等方面综合评定学生的体质健康水平,是促进学生体质健康发展、激励学生积极进行身体锻炼的教育手段,是国家学生发展核心素养体系和学业质量标准的重要组成部分,是学生体质健康的个体评价标准。

(3)本标准将适用对象划分为以下组别:小学、初中、高中按每个年级为一组,其中小学为 6 组、初中为 3 组、高中为 3 组。大学一、二年级为一组,三、四年级为一组。

(4)小学、初中、高中、大学各组别的测试指标均为必测指标。其中,身体形态类中的身高、体重,身体机能类中的肺活量,以及身体素质类中的 50 米跑、坐位体前屈为各年级学生共性指标。

(5)本标准的学年总分由标准分与附加分之和构成,满分为 120 分。标准分由各单项指标得分与权重乘积之和组成,满分为 100 分。附加分根据实测成绩确定,即对成绩超过 100 分的加分指标进行加分,满分为 20 分;小学的加分指标为 1 分钟跳绳,加分幅度为 20 分;初中、高中和大学的加分指标为男生引体向上和 1000 米跑,女生 1 分钟仰卧起坐和 800 米跑,各指标加分幅度均为10 分。

(6)根据学生学年总分评定等级:90.0 分及以上为优秀,80.0～89.9 分为良好,60.0～79.9 分为及格,59.9 分及以下为不及格。

(7)每个学生每学年评定一次,记入《〈国家学生体质健康标准〉登记卡》。特殊学制的学校,在填写登记卡时可以按规定和需求相应地增减栏目。学生毕业时的成绩和等级,按毕业当年学年总分的 50%与其他学年总分平均得分的

50％之和进行评定。

（8）学生测试成绩评定达到良好及以上者,方可参加评优与评奖;成绩达到优秀者,方可获体育奖学分。测试成绩评定不及格者,在本学年度准予补测一次,补测仍不及格,则学年成绩评定为不及格。普通高中、中等职业学校和普通高等学校学生毕业时,《标准》测试的成绩达不到 50 分者按结业或肄业处理。

（9）学生因病或残疾可向学校提交暂缓或免予执行《标准》的申请,经医疗单位证明,体育教学部门核准,可暂缓或免予执行《标准》,并填写《免予执行〈国家学生体质健康标准〉申请表》,存入学生档案。确实丧失运动能力、被免予执行《标准》的残疾学生,仍可参加评优与评奖,毕业时《标准》成绩需注明免测。

二、2003—2014 学年浙江省大学生体质总体健康状况

(一)2003—2014 学年学生体质健康测试基本情况

《国家学生体质健康标准》是本科体育教学评估的唯一一级指标,也是一直以来学校体育工作的重要内容之一。浙江省教育厅非常重视学生体质健康工作。2003 年始,浙江省教育厅最先响应教育部、国家体育总局颁布的《国家学生体质健康标准(试行方案)》,浙江大学、浙江财经大学、浙江树人大学、中国美术学院等高校也最早积极实施《国家学生体质健康标准(试行方案)》,至今已完成十多年的学生体质测试工作。本研究采用《国家学生体质健康标准》测试结果,对浙江省每学年的体质测试成绩进行统计分析和比较研究,旨在了解和掌握浙江省大学生的体质健康状况,以及十多年来学生体质动态变化的趋势特征,以期分析学生的体质健康状况和影响学生体质健康状况的多种因素。

本研究以 2003—2014 学年浙江大学、浙江财经大学、浙江树人大学、中国美术学院等高校部分浙江省学籍在校学生为研究对象,每学年实测统计人数具体情况见表 1-1-1。本研究还统计了 2003—2004 学年浙江省高校学生体质测试各地区学生情况,具体见表 1-1-2。

表 1-1-1　2003—2014 学年年浙江省大学生体质测试人数统计　　(单位:名)

学年	2003—2004	2004—2005	2005—2006	2006—2007	2007—2008	2008—2009
人数	12253	13345	12135	11991	12159	13365

续表

学年	2009—2010	2010—2011	2011—2012	2012—2013	2013—2014	
人数	13686	13986	14078	14217	15210	

表 1-1-2　2003—2004 学年浙江省高校学生体质测试各地区学生分布（单位：名）

地区	杭州	湖州	嘉兴	金华	丽水	宁波	衢州	绍兴	台州	温州	舟山	合计
男生	998	388	260	352	361	401	126	444	597	875	194	4996
女生	1140	556	433	1076	228	903	341	636	764	927	253	7257
合计	2138	944	693	1428	589	1304	467	1080	1361	1802	447	12253

(二)2003—2014 学年学生体质成绩总况

2003—2007 学年，浙江省高校实施《国家学生体质健康标准（试行方案）》（简称 2003 标准）；2007—2014 学年，浙江省高校实施 2007 年版《国家学生体质健康标准》（简称 2007 标准）；2014—2015 学年，浙江省高校实施最新标准，该标准在 2007 标准及基础上做了一些修订。因此本研究涉及 2003 标准与 2007 标准，而两者在评价内容和要求上有所不同，有些项目评定 2003 标准相对要求较低而 2007 标准相对要求较高。依据 2003 标准与 2007 标准进行评价与统计，2003—2014 学年浙江省大学生《国家学生体质健康标准》总分成绩分布见表 1-1-3，2003—2007 学年浙江省大学生体质测试成绩分布情况见图 1-1-1，2007—2014 学年浙江省大学生体质测试成绩分布情况见图 1-1-2。

表 1-1-3　2003—2014 学年浙江省大学生《国家学生体质健康标准》总分成绩分布

学年	人数/名	优秀率/%	良好率/%	及格率/%	不及格率/%	合格率/%	评价标准
2003—2004	12253	7.79	48.16	42.15	1.90	98.10	2003 标准
2004—2005	13345	8.74	47.57	40.76	2.93	97.07	2003 标准
2005—2006	12135	7.80	44.58	43.98	3.64	96.36	2003 标准
2006—2007	11991	7.92	44.81	42.18	5.09	94.91	2003 标准
2007—2008	12159	0.28	19.04	62.27	18.41	81.59	2007 标准
2008—2009	13365	0.12	27.01	66.49	6.38	93.62	2007 标准

续表

学年	人数 /名	优秀率 /％	良好率 /％	及格率 /％	不及格率 /％	合格率 /％	评价标准
2009—2010	13686	0.06	30.33	60.43	9.18	90.82	2007标准
2010—2011	13986	0.42	39.66	52.99	6.93	93.07	2007标准
2011—2012	14078	0.71	40.12	52.47	6.70	93.30	2007标准
2012—2013	14217	0.74	39.82	52.52	6.92	93.08	2007标准
2013—2014	15210	0.76	40.34	52.58	6.32	93.68	2007标准

2003—2007学年,浙江省实施2003标准,故本研究分2003—2007学年与2007—2014学年两个时段来对比分析。从表1-1-3和图1-1-1可知,浙江省大学生体质测试的合格率明显呈逐年下降的趋势,2003—2004学年的合格率为98.10％,列第一;2004—2005学年为97.07％,列第二,比上学年下降1.03％;2005—2006学年为96.36％,列第三,比上学年下降0.71％;2006—2007学年的合格率最低,为94.91％,比上学年下降1.45％;2003—2007学年,合格率总计下降3.19％。2003—2005两学年,浙江省大学生的优秀率和良好率合计最高。总而言之,浙江省大学生的合格率和优秀率均在下降,这与全国大学生体质健康测试结果逐年下降的结果相符。

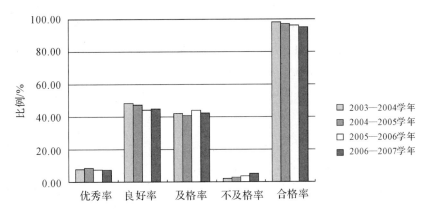

图1-1-1　2003—2007学年浙江省大学生体质测试成绩分布

从表1-1-3和图1-1-2可知,因2007—2014学年浙江省高校开始实施2007标准,相对2003标准而言,2007标准的要求有所提高,故浙江省大学生体质测

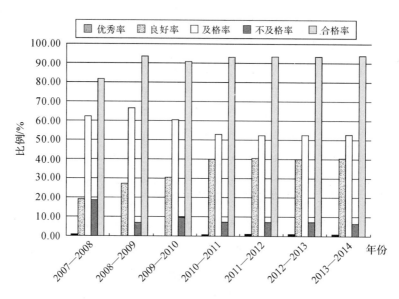

图 1-1-2 2007－2014 学年浙江省大学生体质测试成绩分布

试总分成绩呈现下降趋势。其中,2007—2008 学年的下降趋势最为突出,优秀率和良好率皆显著下降。通过 2007—2008 学年的适应与调整,2008—2009 学年浙江省大学生的体质测试成绩合格率显著提高。2007—2014 学年期间,浙江省大学生体质测试成绩的合格率从低谷 81.59% 上升至 93.68%,2007—2008学年最低,2009—2010 学年次之,其余各学年合格率达 93% 以上,尤其 2010—2014 近四学年合格率无明显差异。2007—2014 学年的优秀率在 1% 以下,优秀率令人担忧。从图表可知,2010—2014 学年浙江省大学生体质测试的各项成绩处于稳定状态,优秀率也呈逐渐小幅提高趋势。

浙江省大学生体质健康水平虽逐年下降,这与全国学生体质与健康调研结果相符,但下降幅度略小。经调研发现,近几年浙江省这几所高校都有开展提高学生体质的改革措施,尽管成绩略有提高,但总体状况仍不容乐观。随着浙江省经济的不断发展,电子产品与网络的不断普及,让学生走出寝室,开展丰富多彩的课外活动,吸引更多的学生参与体育锻炼,应成为高校学校体育工作的重点之一。

三、2003—2014 学年浙江省大学生各项目体质健康状况

2003 年实施的《国家学生体质健康标准(试行方案)》的测试指标包括身高

标准体重、肺活量、台阶试验、立定跳远、1000米（男）、800米（女）、握力、跳绳、50米等项目。2007年实施的《国家学生体质健康标准》其测试指标基本相同，但评价标准有明显提高，尤其是男生的评价标准提高明显。为使分析研究更具有连续性和可比性，选取2003—2014学年大学男女生进行测试的主要指标进行统计分析和研究。

（一）2003—2014学年浙江省大学男生体质健康各项目

选择2003—2014学年连续11年浙江省大学男生体质健康各项目进行统计（中长跑或台阶试验项目采用同类指标成绩转换的方法），采用11年来各项目成绩的平均值，经整理后得表1-1-4。

表1-1-4　2003—2014学年浙江省大学男生《国家学生体质健康标准》各项目平均成绩

项目	2003—2004	2004—2005	2005—2006	2006—2007	2007—2008	2008—2009	2009—2010	2010—2011	2011—2012	2012—2013	2013—2014
身高/cm	170.22	171.79	170.35	171.09	171.21	170.82	171.07	171.69	171.99	171.87	172.10
体重/kg	61.34	61.69	61.26	61.86	61.28	61.18	60.90	61.86	62.99	63.05	63.10
台阶试验/（次/分）	54.11	53.89	53.65	54.27	54.95	52.59	51.63	51.87	55.78	54.59	55.89
肺活量/mL	3559	3744	3726	3782	3961	3733	3821	3793	3863	3967	3863
立定跳远/cm	228.70	230.71	230.02	224.99	225.78	229.10	231.41	230.85	227.31	226.60	228.05
握力/kg	43.57	44.37	44.08	42.61	44.47	46.54	47.30	46.65	46.33	46.96	46.44

注：2003—2007学年中长跑与台阶试验二选一，本研究通过两项指标分数转化进行统计。

依据表1-1-4中数据，得出2003—2014学年浙江省大学男生体质测试各项目的变化趋势图，可更直观地分析浙江省大学男生的动态变化情况。

1.2003—2014学年浙江省大学男生身高、体重项目变化趋势

依据图1-1-3可知，2003—2014学年浙江省大学男生身高虽在2003—2006学年呈倒"V"字形，但其总体仍呈波浪形上升趋势。其中，2003—2004学年大学男生身高值最低，而2013—2014学年身高值最高，两者差值为1.88厘米；

2004—2005学年大学男生身高上升至较高的区域,其值为171.79厘米,而2005—2006学年大学男生身高跌至"V"字底,其值为170.35厘米;2006—2008学年呈现小幅度上升趋势;2008—2009学年小幅下跌至170.82厘米;2009—2012学年快速上升,呈逐年显著上升趋势;2011—2014学年大学男生身高值位居高位区域,且该三学年的差值甚微。

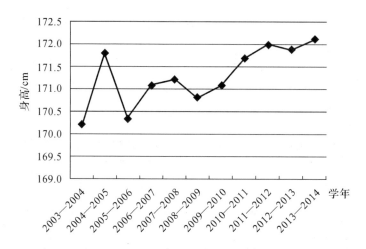

图1-1-3　2003—2014学年浙江省大学男生身高项目变化趋势

依据图1-1-4可知,2003—2014学年浙江省大学男生体重呈波浪形上升的动态变化趋势。其中,2003—2009学年虽出现小幅上下波动趋势,但总体变化不大;2009—2010学年大学男生体重值降至最低值60.90千克;2009—2011学

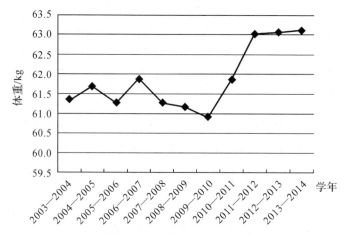

图1-1-4　2003—2014学年浙江省大学男生体重项目变化趋势

年呈逐年快速上升趋势;2011—2014学年呈平稳上升状态,波动幅度不大;2013—2014年大学男生体重值达到高峰,最高值与最低值两者差值为2.20千克。

2.2003—2014学年浙江省大学男生台阶试验项目变化趋势

依据图1-1-5可知,2003—2014学年浙江省大学男生的台阶试验成绩呈"勺"形变化趋势:2003—2007学年平稳中略有上升;2007—2010学年下降,并呈"勺底"变化特征;2011—2012学年迅速提高,2012—2013学年虽略有下降,但下降趋势减缓,2013—2014学年又略有反弹。十多年间,该项目波动较大,维持上升趋势难度也较大。这表明,控制浙江省大学男生台阶试验项目成绩的下降趋势,任重道远。

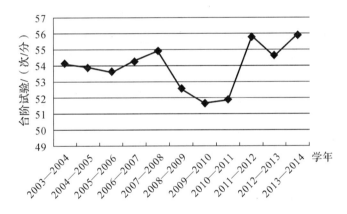

图1-1-5　2003—2014学年浙江省大学男生台阶试验项目变化趋势

3.2003—2014学年浙江省大学男生肺活量项目变化趋势

依据图1-1-6可知,2003—2014学年浙江省大学男生肺活量呈波浪形上升变化趋势:2003—2008学年总体呈上升趋势,并于2007—2008学年达到3961毫升;2008—2009学年略有下降;2009—2013学年总体呈上升趋势,且于2012—2013学年达到最高值3967毫升;2013—2014学年略有下降。虽然十多年间该项目波动也较大,最高值与最低值相差408毫升,但总体仍呈现上升趋势。这表明,提高浙江省大学男生肺活量项目成绩需长期坚持不懈。

4.2003—2014学年浙江省大学男生立定跳远项目变化趋势

立定跳远项目的测试主要体现学生的下肢、腰腹力量和上下肢的协调性,依据图1-1-7可知,2003—2014学年浙江省大学男生立定跳远亦呈波浪形变化

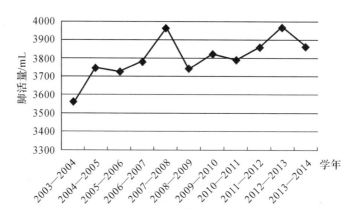

图 1-1-6　2003－2014 学年浙江省大学男生肺活量项目变化趋势

趋势。十多年来,该项目成绩 2009—2010 学年达到最高值 231.41 厘米,2006—2007 学年至最低值 224.99 厘米,最高值与最低值差距比较大,差值达 6.42 厘米。

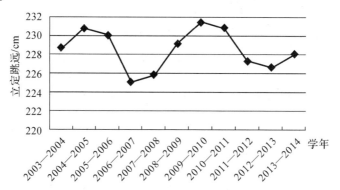

图 1-1-7　2003－2014 学年浙江省大学男生立定跳远项目变化趋势

5.2003—2014 学年浙江省大学男生握力项目变化趋势

依据图 1-1-8 可知,2003—2014 学年浙江省大学男生握力呈大波浪形上升变化趋势,2003—2007 学年呈先升后降趋势,2006—2007 学年降至最低点 42.61 千克;2007—2010 学年呈现明显上升趋势,并于 2009—2010 学年达到最高值 47.30 千克。十多年间,该项目的成绩上升趋势明显。

(二)2003—2014 学年女生体质各指标动态变化趋势

选择 2003—2014 学年连续 11 年浙江省大学女生体质健康各项目进行统

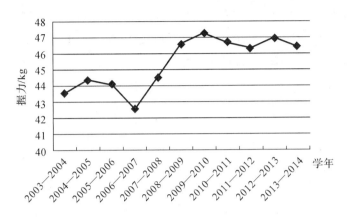

图 1-1-8　2003－2014 学年浙江省大学男生握力项目变化趋势

计(个别项目采用同类指标成绩转换的方法),采用 11 年来各项目成绩数据的平均值,经整理后得表 1-1-5。

表 1-1-5　2003－2014 学年浙江省大学女生《国家学生体质健康标准》各项目平均成绩

项目	2003—2004	2004—2005	2005—2006	2006—2007	2007—2008	2008—2009	2009—2010	2010—2011	2011—2012	2012—2013	2013—2014
身高/cm	158.84	159.21	158.56	154.92	159.00	158.91	159.01	159.36	159.65	159.66	159.60
体重/kg	51.45	51.11	50.87	50.46	50.57	50.95	50.57	50.36	50.94	51.66	51.48
台阶试验/(次/分)	54.97	54.47	54.51	55.08	53.53	51.15	50.9	50.94	55.26	53.22	53.33
肺活量/mL	2679	2568	2546	2575	2672	2490	2566	2584	2617	2703	2734
立定跳远/cm	171.88	172.50	170.77	168.11	171.80	169.60	170.80	171.06	167.30	167.70	169.12
握力/kg	27.00	28.98	27.97	28.10	25.78	30.73	30.83	29.97	29.90	30.41	30.22
坐位体前屈/cm	17.36	18.11	19.14	18.95	18.87	19.04	19.05	19.16	19.13	18.87	19.26

注:2003—2007 学年中长跑与台阶试验二选一,本研究通过两项指标分数转化进行统计。

依据表 1-1-5 中数据,得出 2003—2014 学年浙江省大学女生体质测试各项目的变化趋势图,可更直观地分析浙江省大学女生的动态变化情况。

1.2003—2014 学年浙江省大学女生身高、体重项目变化趋势

依据图 1-1-9 和图 1-1-10 可知,2003—2014 学年浙江省大学女生身高呈

"V"形逐渐上升的趋势,2004—2007学年期间女生身高明显下降,2006—2007学年身高值最低而2012—2013学年身高值最高,两者差值达4.74厘米。体重呈"W"形变化趋势,2003—2007学年、2008—2011学年呈下降趋势,且2010—2011学年达到最低值,2011—2013学年呈逐年上升趋势,2012—2013年达到最高值,两者差值为1.30千克。这表明,十多年来浙江省大学女生的身高、体重指标虽有波动但变化不大,且仍需注重身体形态的评价。

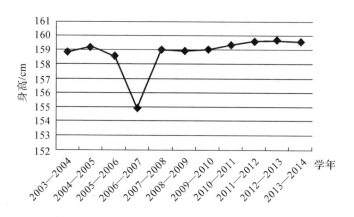

图1-1-9　2003—2014学年浙江省大学女生身高项目变化趋势

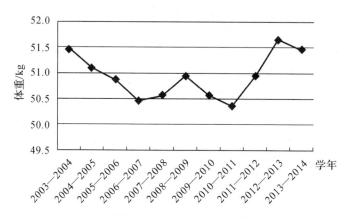

图1-1-10　2003—2014学年浙江省大学女生体重项目变化趋势

2.2003—2014学年浙江省大学女生台阶试验项目变化趋势

依据图1-1-11可知,2003—2014学年浙江省大学女生的台阶试验成绩呈"勺"形变化趋势:2003—2007学年平稳中略有上升,2008—2010学年下降并呈"勺底"变化特征,2011—2012学年迅速提高,2012—2013学年略有下降,2013—

2014学年又平稳过渡。十多年间,该项目的成绩波动较大,维持上升趋势难度也较大。这表明,控制浙江省大学女生台阶试验项目成绩的下降趋势,亦任重道远。

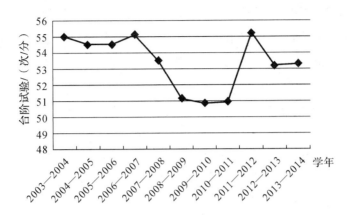

图 1-1-11　2003—2014 学年浙江省大学女生台阶试验项目变化趋势

3.2003—2014 学年浙江省大学女生肺活量项目变化趋势

依据图 1-1-12 可知,2003—2014 学年浙江省大学女生肺活量呈波浪形上升变化趋势:2005—2008 学年呈明显上升,2008—2009 学年略有下降,2009—2014 学年迅速提高,并于 2013—2014 学年达到最高值。十多年间该项目波动较大,最高值与最低值差距 244 毫升,但总体仍呈现上升趋势。

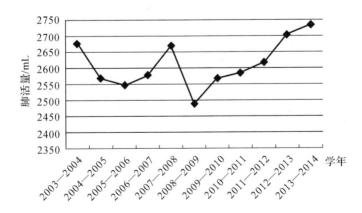

图 1-1-12　2003—2014 学年浙江省大学女生肺活量项目变化趋势

4.2003—2014 学年浙江省大学女生立定跳远项目变化趋势

立定跳远项目的测试主要体现学生的下肢、腰腹力量和上下肢的协调性,依据图 1-1-13 可知,2003—2014 学年浙江省大学女生立定跳远亦呈波浪形下降变化趋势。十多年来,该项目成绩于 2004—2005 学年达到最高值 172.50 厘米,2010—2011 学年开始下降,2011—2012 学年下降至最低值 167.30 厘米,最高值与最低值差距比较大,差值达 5.20 厘米。这表明,浙江省大学女生立定跳远成绩不容乐观,下降趋势明显,应加强下肢力量的练习。

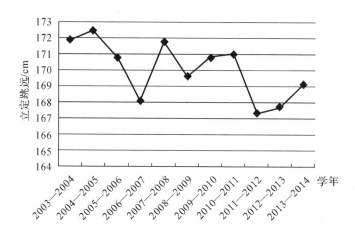

图 1-1-13　2003－2014 学年浙江省大学女生立定跳远项目变化趋势

5.2003—2014 学年浙江省大学女生握力项目变化趋势

依据图 1-1-14 可知,2003—2014 学年浙江省大学女生握力呈大波浪形上升变化趋势,2004—2008 学年呈总体下降趋势,且 2007—2008 学年降至最低点

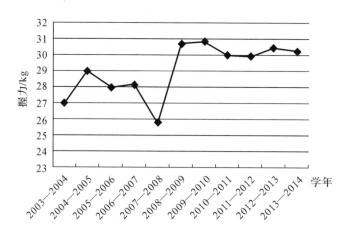

图 1-1-14　2003－2014 学年浙江省大学女生握力项目变化趋势

25.78 千克,2008—2009 学年明显上升后进入平稳期,2009—2010 学年达到最高值 30.83 千克。十多年间,该项目的成绩上升趋势明显。

6.2003—2014 学年浙江省大学女生坐位体前屈项目变化趋势

依据图 1-1-15 可知,2003—2014 学年浙江省大学女生坐位体前屈呈大幅度上升趋势:2003—2006 学年为快速上升期,2003—2004 学年为最低值 17.36 厘米。2006—2014 学年为平稳期,期间该项目波动较小,一直维持较高水平,且在 2013—2014 学年达到最高值 19.26 厘米,这与全国学生体质与健康调研结果相符。

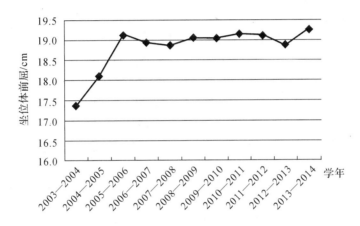

图 1-1-15 2003—2014 学年浙江省大学女生坐位体前屈项目变化趋势

四、2007—2014 年浙江省 11 个地市生源大学生体质特征

本研究依据 2007—2014 学年浙江省部分高校新生《国家学生体质健康标准》的指标测试数据,对大学新生的身体形态、身体机能和身体素质进行了统计分析,旨在了解和掌握近八年浙江省高校各生源地大学新生体质健康动态状况,促进高等教育阶段与基础教育阶段的体育教育更好地衔接,更有效地实现增强学生体质健康的根本目标,为各级各类学校和教育部门掌握浙江省高校大学新生的体质状态提供参考依据。

2007—2014 学年参加《国家学生体质健康标准》测试的浙江省部分高校男生新生(浙江树人大学、浙江大学、中国美术学院等浙江籍生源),共计 21877 人,其分布情况如表 1-1-6 所示。

表 1-1-6　2007—2014 年浙江省部分高校男生新生人数　　（单位：人）

年份	2007	2008	2009	2010	2011	2012	2013	2014
人数	2755	2869	2742	2728	2573	2826	2649	2735

本研究根据浙江省部分高校男生新生 2007—2014 年的体质测试数据,依据浙江省 11 个地市划分,建立浙江省部分高校男生新生各组的体质监测数据库,并对研究对象进行体质动态变化的分析研究。

表 1-1-7　2007—2014 年浙江省各生源地大学男生新生体质指标测试数据

年份	生源地	姓名	身高/cm	体重/kg	肺活量/mL	1000 米/min	握力/kg	立定跳远/cm
2007	杭州	高××	175.5	80.2	4326	5.5	58.3	263
		张　×	177.7	57.5	3484	4.36	52	244
		⋮	⋮	⋮	⋮	⋮	⋮	⋮
2008	湖州	杨　×	168.1	62.3	4361	4.32	53.5	251
		潘　×	173.6	56.1	2888	4.13	47.9	234
		⋮	⋮	⋮	⋮	⋮	⋮	⋮
2009	金华	陈　×	155.6	55.1	3577	3.69	43	320
		程　×	176.9	56	2930	4.7	45.3	276
		⋮	⋮	⋮	⋮	⋮	⋮	⋮
2010	宁波	陈　×	163.8	52	3040	4.15	47	236
		成××	167.6	62.4	4659	3.61	43.7	231
		⋮	⋮	⋮	⋮	⋮	⋮	⋮
2011	温州	黄××	166.4	54.4	2884	4.4	53.2	235
		范　×	166.1	63.9	4137	3.58	51.2	222
		⋮	⋮	⋮	⋮	⋮	⋮	⋮
2012	舟山	葛××	165.2	53.7	3263	4.24	40.7	235
		郑××	175.3	56	4258	3.61	37.7	258
		⋮	⋮	⋮	⋮	⋮	⋮	⋮

浙江省各生源地大学男生新生体质动态变化分析:依据数据库中浙江省部分高校新生连续 8 年的体质测试数据,运用 Microsoft Excel 软件,经计算得到各生源地 2007—2014 年男生新生体质测试均值,其结果见表 1-1-8。

表 1-1-8　2007—2014 年浙江省各生源地大学男生新生体质测试均值分布（摘选）

地区	年份							
	2007	2008	2009	2010	2011	2012	2013	2014
浙江省	69.31	70.60	72.32	67.90	72.90	72.69	72.58	72.50
杭州地区	70.37	69.77	72.55	67.76	72.82	72.52	72.40	72.61
宁波地区	70.53	72.00	72.00	68.00	73.08	72.87	72.42	72.98
温州地区	68.30	71.86	71.56	68.04	72.11	72.97	73.02	73.07
嘉兴地区	71.10	70.92	72.34	67.34	73.77	73.65	73.71	72.76
湖州地区	67.40	69.48	73.23	65.92	73.46	73.48	73.56	73.59
金华地区	69.04	72.00	72.28	70.01	73.42	72.80	73.00	73.13
衢州地区	65.66	68.09	73.39	67.26	75.06	72.80	72.98	72.98
绍兴地区	70.21	71.13	72.67	67.10	74.00	72.06	72.11	72.22
台州地区	68.05	67.50	71.71	69.53	71.13	72.16	72.24	72.33
舟山地区	69.79	69.23	73.13	67.67	73.15	70.68	71.16	71.22
丽水地区	70.01	70.25	73.04	66.96	73.87	73.85	73.98	73.97

（一）浙江省各生源地 2007—2014 年大学新生体质测试成绩

依据表 1-1-8 可知，2007—2014 年浙江省大学男生生源体质测试平均成绩呈波浪形动态变化趋势：2007—2009 年呈上升趋势；2010 年达到最低值，与 2009 年相比下降幅度较大；2011 年达到最高值，且 2011—2014 年进入平稳期，波动幅度不大。其中，杭州地区、宁波地区、嘉兴地区、绍兴地区和舟山地区的男生生源体质测试平均成绩，于 2010 年达到最低值，2011 年达到最高值；温州地区、湖州地区于 2010 年达到最低值，2014 年达到最高值；金华地区、衢州地区于 2007 年达到最低值，2011 年达到最高值；台州地区于 2008 年达到最低值，2014 年达到最高值；丽水地区于 2010 年达到最低值，2013 年达到最高值。

（二）浙江省和杭州地区 2007—2014 年大学男生体质测试成绩分析

依据表 1-1-8 中数据，运用 Microsoft Excel 软件，描述统计全省和各地区 2007—2014 年大学男生体质测试总分平均值，其结果见图 1-1-16 至图 1-1-26。

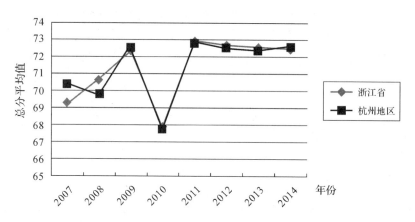

图 1-1-16 浙江省和杭州地区 2007—2014 年大学男生体质测试成绩均值分布

依据图 1-1-16 可知,2007—2014 年杭州地区与全省地区大学男生体质测试成绩分布大体相近,总体呈"V"形波浪趋势上升。其中,2007 年杭州地区大学男生体质测试成绩略高于全省大学男生体质测试成绩,2008 年略低于全省大学男生体质测试成绩,2010 年杭州地区与全省大学男生成绩均跌至"V"字底,2011 年又快速上升至"V"字顶点,2011—2014 年呈平稳趋势。2008—2014 年期间,杭州地区大学生体质测试成绩与全省大学生体质测试成绩大体呈相同趋势。

(三)浙江省和宁波地区 2007—2014 年大学男生体质测试成绩分析

依据图 1-1-17,2007—2014 年宁波地区与全省地区大学男生体质测试成绩略有差别,总体呈"V"形波浪趋势上升。其中,2007—2008 年宁波地区大学男生体质测试成绩高于全省大学男生体质测试成绩;2010 年宁波地区与全省大学男生成绩均跌至"V"字底;2011 年又快速上升至"V"字顶点;2011—2014 年呈小波动上升趋势。综观全图可发现,2007—2014 年期间宁波地区大学男生体质测试成绩略高于全省大学男生体质测试成绩。

(四)浙江省和温州地区 2007—2014 年大学男生体质测试成绩分析

依据图 1-1-18 可知,虽然 2007—2014 年温州地区与全省大学男生体质测试成绩差别较大,但其总体仍呈"V"形波浪趋势上升。其中,2008 年温州地区

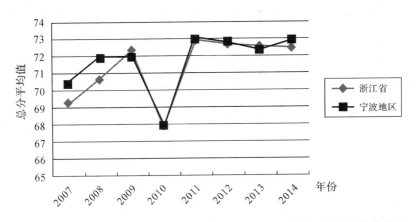

图 1-1-17 浙江省和宁波地区 2007—2014 年大学男生体质测试成绩均值分布

大学男生体质测试成绩高于全省大学男生体质测试成绩;2007—2008 年呈急速上升趋势,其增长幅度大于全省大学男生体质测试成绩;2010 年温州地区与全省大学男生成绩均跌至"V"字底;2011 年又快速上升至"V"字顶点;2011—2014 年呈平稳上升趋势,并于 2014 年达到最高值。综观全图,2007—2014 年期间温州地区大学生体质测试成绩与全省大学生体质测试成绩的上升趋势大体相符。

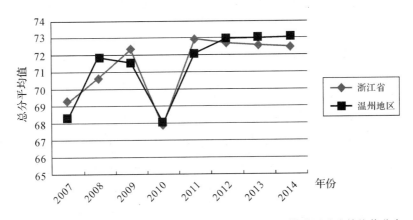

图 1-1-18 浙江省和温州地区 2007—2014 年大学男生体质测试成绩均值分布

(五)浙江省和嘉兴地区 2007—2014 年大学男生体质测试成绩分析

依据图 1-1-19 可知,2007—2014 年嘉兴地区与全省大学男生体质测试成绩略有差别,总体呈"V"形波浪趋势上升。其中,2007 年嘉兴地区大学男生体质测试成绩远高于全省大学男生体质测试成绩；2007—2008 年呈慢速下降趋势，但仍高于全省大学男生体质测试成绩；2010 年全省与嘉兴地区大学男生成绩均跌至"V"字底；2011 年又快速上升至"V"字顶点；且 2011—2014 年呈平稳下降趋势，但仍高于全省大学男生体质测试成绩。综观全图，2007—2014 年期间嘉兴地区大学生体质测试成绩与全省大学生体质测试成绩总体上升趋势大体相符。

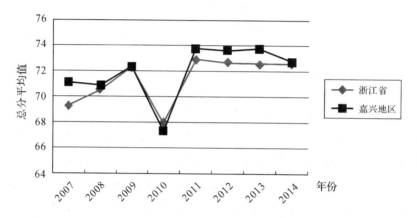

图 1-1-19　浙江省和嘉兴地区 2007—2014 年大学男生体质测试成绩均值分布

（六）浙江省和湖州地区 2007—2014 年大学男生体质测试成绩分析

依据图 1-1-20 可知，2007—2014 年湖州地区与全省大学男生体质测试成绩差别较大，总体呈"V"形波浪趋势上升。其中，2007—2008 年湖州地区大学男生体质测试成绩低于全省大学男生体质测试成绩，2009 年则反之；2010 年湖州地区与全省大学男生成绩均跌至"V"字底；2011 年又快速上升达到"V"字顶点；2011—2014 年呈平稳趋势，且高于全省大学男生体质测试成绩。综观全图，2007—2014 年期间湖州地区大学男生体质测试成绩与全省大学男生体质测试成绩总体呈曲折上升趋势。

（七）浙江省和金华地区 2007—2014 年大学男生体质测试成绩分析

依据图 1-1-21 可知，2007—2014 年金华地区与全省大学男生体质测试成绩差别明显。其中，2008 年金华地区大学男生体质测试成绩远高于全省大学男

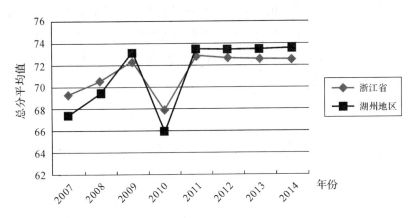

图 1-1-20 浙江省和湖州地区 2007—2014 年大学男生体质测试成绩均值分布

生体质测试成绩;相比于 2009 年,2010 年金华地区与全省大学男生的成绩均有所下降,但前者的下降幅度明显小于后者;2010—2011 年为迅速上升期,且 2011—2014 年呈平稳趋势。综观全图,2007—2014 年期间金华地区大学男生体质测试成绩与全省大学男生体质测试成绩总体呈曲折上升趋势。

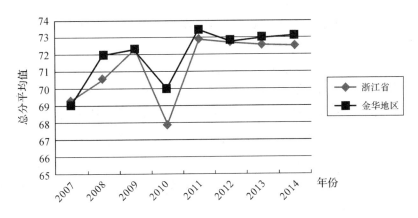

图 1-1-21 浙江省和金华地区 2007—2014 年大学男生体质测试成绩均值分布

(八)浙江省和衢州地区 2007—2014 年大学男生体质测试成绩分析

依据图 1-1-22 可知,2007—2014 年衢州地区与全省大学男生体质测试成绩差距较为明显,但总体都呈"V"形波浪趋势上升。其中,2007—2008 年衢州地区大学男生体质测试成绩皆远低于全省大学男生体质测试成绩;2009 年则前者略高于后者;2010 年两者的体质测试成绩均跌至"V"字底;2011 年两者又快速上升至"V"字顶点;2012—2014 年期间,两者成绩波动平缓。综观全图,2007—2014 年期间衢州地区大学男生体质测试成绩与全省大学男生体质测试成绩总体呈曲折上升趋势。

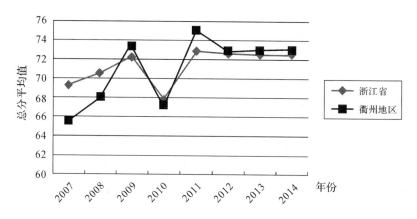

图 1-1-22 浙江省和衢州地区 2007—2014 年大学男生体质测试成绩均值分布

(九)浙江省和绍兴地区 2007—2014 年大学男生体质测试成绩分析

依据图 1-1-23 可知,2007—2014 年绍兴地区与全省大学男生体质测试成绩差距较小且总体趋势相近,皆呈"V"形波浪趋势上升。其中,2007—2009 年绍兴地区大学男生体质测试成绩略高于全省大学男生体质测试成绩;2010 年两者的体质测试成绩均跌至"V"字底;2011 年两者又快速上升至"V"字顶点;2012—2014 年期间,两者成绩波动平缓。综观全图,2007—2014 年期间绍兴地区大学男生体质测试成绩与全省大学男生体质测试成绩总体呈曲折上升趋势。

(十)浙江省和台州地区 2007—2014 年大学男生体质测试成绩分析

依据图 1-1-24 可知,2007—2014 年台州地区与全省大学男生体质测试成绩差距明显,总体呈阶梯状趋势上升。其中,2008 年台州地区大学男生体质测试成绩远远低于全省大学男生体质测试成绩;2007—2009 年呈上升趋势,并低于全省大学生体质测试成绩;2010 年全省与台州地区大学生成绩跌至"V"字底,且差距较大;2012 年迅速上升至"V"字顶点,但台州地区大学男生体质测试

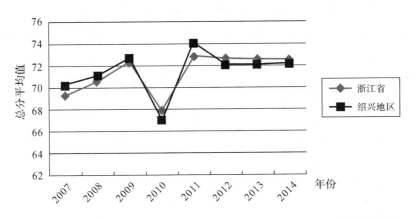

图 1-1-23 浙江省和绍兴地区 2007—2014 年大学男生体质测试成绩均值分布

成绩仍然与全省差距较大；2011—2014 年呈平缓上升趋势至稳。综观全图，2007—2014 年期间台州地区大学生体质测试成绩与全省大学生体质测试成绩总体呈曲折上升趋势。

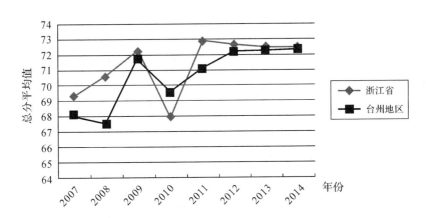

图 1-1-24 浙江省和台州地区 2007—2014 年大学男生体质测试成绩均值分布

（十一）浙江省和舟山地区 2007—2014 年大学男生体质测试成绩分析

依据图 1-1-25 可知，2007—2014 年舟山地区与全省大学男生体质测试成绩差距较大，总体呈"M"形趋势上升。其中，2007—2009 年舟山地区大学男生体质测试成绩呈先降后升趋势；2010 年全省与舟山地区大学生体质测试成绩跌至"V"字底；2011 年迅速上升至最高点；2012 年又迅速下降并趋平稳；2012—

2014年期间舟山地区大学男生体质测试成绩均低于全省大学男生体质测试成绩。综观全图,2007—2014年期间舟山地区大学生体质测试成绩与全省大学生体质测试成绩总体呈曲折上升趋势。

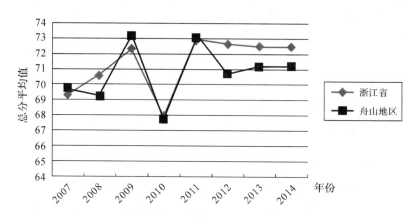

图 1-1-25　浙江省和舟山地区 2007—2014 年大学男生体质测试成绩均值分布

（十二）浙江省和丽水地区 2007—2014 年大学男生体质测试成绩分析

依据图 1-1-26 可知,2007—2014 年丽水地区与全省大学男生体质测试成绩大体相近,总体呈"V"形趋势上升。其中,2007—2009 年呈快速上升趋势;2010 年全省与舟山地区大学男生成绩跌至"V"字底;2011 年迅速上升至"V"字顶点;2011—2014 年呈平缓居高趋势,且均高于全省大学男生体质测试成绩。综观全图,2007—2014 年期间丽水地区大学男生体质测试成绩与全省大学男生体质测试成绩总体呈曲折上升趋势。

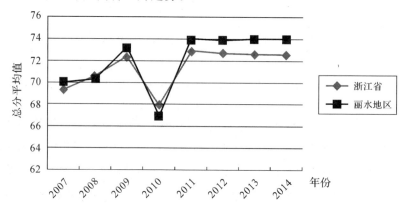

图 1-1-26　浙江省和丽水地区 2007—2014 年大学男生体质测试成绩均值分布

第二节　超重/肥胖大学生的体质健康状况评价

一、浙江省大学生 BMI 指数特征

(一)浙江省大学生 BMI 指数分布特征

由浙江省大学生 BMI 指数分布统计(见表 1-2-1)的情况来看,大学生身体形态略呈偏态分布,形态正常学生所占比例为 74.00%;偏瘦学生的比例高于超重、肥胖学生之和,其中女生偏瘦比例为样本总量的 23.54%,高出男生 11.22%;全体超重、肥胖大学生所占比率为 8.08%,且男生超重、肥胖的比例高出女生 5.48%。

表 1-2-1　浙江省大学生 BMI 指数分布情况　　　　(单位:%)

性别	偏瘦	正常	超重	肥胖
男生	12.32	76.87	8.60	2.21
女生	23.54	71.13	5.15	0.18
平均	17.93	74.00	6.88	1.20

(二)浙江省大学生不同 BMI 指数身体形态特征

由表 1-2-2 分析可以看出,浙江省不同 BMI 值的大学生的身高数值及其曲线的波动变化不大,而体重的数值则随 BMI 值的升高而变大。通过相关性检验可知 $P>0.05$,表明不同 BMI 值的学生的身高与体重没有高度相关。由此可知,学生身体形态特征的决定性因素是学生的体重,而不是学生的身高。学生的体重成为决定自身身体形态特征的首要因素。因此,浙江省大学生肥胖的主要原因是体重过重。

表 1-2-2 浙江省大学生身体形态分布情况

	性别	BMI 值	身高/cm	体重/kg
偏瘦	男生	17.44±0.50	173.86±4.54	53.66±3.12
	女生	17.56±0.58	162.31±4.08	46.39±2.73
正常	男生	19.90±0.65	173.09±4.56	62.92±4.65
	女生	20.54±1.16	161.94±4.10	53.94±3.90
超重	男生	25.42±0.91	172.52±4.58	75.67±4.86
	女生	25.33±0.81	161.52±3.09	66.12±3.78
肥胖	男生	30.67±2.04	172.75±5.25	91.22±7.17
	女生	30.78±2.13	162.34±3.27	80.62±6.24

注：双侧 t 检验，$t=0.543$，$P=0.225$。

二、浙江省肥胖大学生心肺功能特征分析

依据表 1-2-3 的数据分析可知，超重、肥胖大学生的肺活量皆优于正常学生，但台阶试验成绩差于正常学生。由此可知，学生的肺活量与体重呈正相关，即学生的体重越重，其肺活量成绩越好；除偏瘦学生外，学生的台阶试验成绩与其体重呈负相关，即学生的体重越重，其台阶试验成绩越差。对于肺活量体重指数的优秀率、良好率而言，虽然肥胖学生的肺活量值很高，但由于他们体重过重，其优秀率、良好率却不尽如人意。样本学生中肥胖学生的肺活量体重指数的优良率为 0。因此，《国家学生体质健康标准》中规定肺活量成绩不再与体重挂钩，还是比较科学的。

表 1-2-3 浙江省大学生心肺功能情况

	性别	肺活量/mL	肺活量体重指数优良率/%		台阶试验/(次/分)	台阶试验优良率/%	
			优秀	良好		优秀	良好
偏瘦	男生	3662.74±618.45	23.36	46.29	118.12±10.17	57.81	86.09
	女生	2403.32±490.74	16.63	43.49	120.31±11.63	51.04	65.81
正常	男生	3896.74±616.51	26.93	54.48	117.67±13.44	64.97	87.15
	女生	2573.49±476.74	7.05	29.58	123.78±12.60	48.79	87.06

	性别	肺活量/mL	肺活量体重指数优良率/%		台阶试验/(次/分)	台阶试验优良率/%	
			优秀	良好		优秀	良好
超重	男生	4006.51±657.82	0.59	7.75	123.24±12.11	63.75	85.14
	女生	2668.90±542.47	1.32	6.27	125.28±12.60	46.52	74.58
肥胖	男生	4162.91±666.40	0	0	124.83±10.64	33.88	65.03
	女生	2867.79±464.88	0	0	126.78±7.10	20.42	64.00

三、浙江省肥胖大学生身体素质和运动能力特征分析

依据表 1-2-4 的统计分析可知,浙江省肥胖大学生的握力水平较高,亦处于各类学生的最高水平。浙江省肥胖女大学生的握力水平与体重呈正相关,并呈逐渐递增趋势,即女大学生的体重越重,其握力水平越高。浙江省超重/肥胖大学生的立定跳远成绩却不尽如人意,除偏瘦学生外,其成绩随着体重的增加而呈负相关,并呈逐渐递减趋势。握力体重指数与立定跳远的优良率,由于体重的原因,呈逐渐降低趋势。

表 1-2-4　浙江省大学生握力情况

	性别	握力/kg	握力体重指数优良率/%		立定跳远/cm	立定跳远优良率/%	
			优秀	良好		优秀	良好
偏瘦	男生	41.56±6.31	22.44	60.54	225.40±14.40	2.76	23.56
	女生	26.41±4.21	7.32	29.37	171.49±13.35	6.31	32.78
正常	男生	44.36±7.50	13.61	43.53	230.39±14.47	4.51	36.44
	女生	27.39±3.93	3.38	15.32	170.28±13.53	7.62	32.23
超重	男生	45.64±7.83	3.24	16.33	223.58±16.36	1.56	25.13
	女生	28.30±4.34	0.76	3.33	168.55±13.62	7.54	29.73
肥胖	男生	43.61±6.34	0	2.45	217.59±17.30	4.77	11.54
	女生	30.23±4.36	0	3.37	167.69±9.45	0	28.46

四、建议

(1)运用各种手段干预改善浙江省各大学校肥胖学生的 BMI 指数,不仅应成为肥胖学生需要注意的问题,更应是全社会、学校、家庭都要关注的问题,所有学生都应该意识到这个问题的严重性。体育工作者只有坚持"以人为本"的原则,尊重学生,在提高学生自觉锻炼积极性的基础上进行运动干预,科学安排,循序渐进,这样才有可能取得较好的干预效果,从而真正地降低肥胖学生的体重和改善肥胖学生的 BMI 指数。

(2)肥胖大学生的健康教育要渗透到各个学科,让肥胖大学生得到所有教师的关心、引导和帮助。教师在安排各种活动时,要考虑肥胖大学生的生理、心理特点,注意调动和鼓励他们的参与积极性。特别是开展体育活动时,教师要针对性地多开展其优势项目,如拔河、摔跤等,平时锻炼的场地、器材也可优先提供给肥胖大学生使用,有条件的学校还可为肥胖大学生提供专门的运动场地或安排运动场地的专用时间。

(3)"干预、坚持"是关键,要正确引导肥胖大学生,加强对其意志品质教育,坚定其信念,实施合理的运动方案、饮食和生活方式,建立起长效干预机制。只有这样,才能使干预有实效。

第三节　超重/肥胖大学生身体成分的特征与评价

一、身体成分的评价方法与研究现状

身体成分根据生理功效的不同,通常可分为体脂和瘦体重,当体脂超过一定的比例,即判定为超重与肥胖。综合各国学者的研究发现,对超重、肥胖与身体成分评估的技术和方法较多,目前,人们通常用间接测量法来测定人体的脂肪含量,其方法主要包括水下称重法、皮褶厚度法、人体测量值估算法、生物电阻抗法、总钾量推算法、体成分水量法、密度水分并用法、脂肪溶解气体法、红外线法等。其中,凯特勒指数(BMI),也称体重指数或体质指数,是最有代表性的,它被大多数研究者接受,也是较简单地反映个人身体成分的有效参数。其

计算公式为:BMI＝体重/身高,其单位为:kg/m²。有研究发现,在诸多的测试方法中,生物电阻抗法是一种科学准确而又简便易行的方法,因此本研究采用Inbody 3.2人体成分分析仪(Biospace,韩国)即生物电阻抗法进行检测。

　　笔者查阅了中文核心期刊中关于大学生身体成分的文献资料后发现:①孙乡、王正伦、戴瑞美、唐锦、刘卫等学者对普通大学生的进行了身体成分与体质健康、体质状况与生活方式、体质与体力活动、身体成分与运动能力及体质健康等方面的研究;②部分学者对青年男子运动员、男子铅球运动员的身体成分指标进行了研究,并对体育系女生与普通大学生身体成分分布进行比较研究;③还有关于瑜伽运动、有氧运动、篮球运动、有氧健身操、女子健美操、负重有氧练习、艺术体操练习或教学对女大学生身体成分、姿态等变化的研究。以上文献中对身体成分测试的方法多样,可能是由于测试仪器的价格问题,大多研究采用皮褶厚度法,由于测试者的手法不同,该测试方法存在较大的误差,因此测试的结果也不尽相同;对女大学生身体成分的研究较多,而超重与肥胖男生的研究极少;对身体形态的研究较多,但判定身体成分的指标过于简单,有部分研究甚至只涉及BMI一个指标;对各指标间关系的深入研究较少。

　　目前医学界认为造成肥胖这一症状的成因很多,一般将肥胖成因划分为"单纯""继发"等不同类型,儿童、少年及成年人等不同人群其超重与肥胖产生的机理又不尽相同。关于肥胖病理学的研究,沈晓丽、贺圣文、刘燕等学者认为高校学生超重与肥胖多是单纯性超重与肥胖,除与摄食过多有关外,运动过少是一个重要的原因,这为本研究实施超重与肥胖的干预与治疗措施提供了依据。在学校体育科研领域中,已有学者对超重/肥胖学生的身体素质与干预措施进行了研究,此类研究主要围绕"学生体质健康测试标准"及"体育达标"展开,对超重/肥胖学生的身体素质做了分析比较,并发现:超重/肥胖学生在身体机能形态、身体素质方面,与正常大学生存在显著差异。但已有研究成果对超重/肥胖学生的身体素质与体能的研究不尽完善,其选取测试指标大多集中于"学生体质健康测试"的各种项目,对超重/肥胖学生采用身体成分各项指标进行测试干预的研究甚少。由此可见,本书对超重/肥胖大学生的身体成分特征及干预措施的实验研究,具有一定的参考价值。

二、超重/肥胖大学生的身体成分特征

(一)浙江省大学生身体形态与身体成分特征的研究

身体脂肪是人体组成的重要成分,其评价结果是个体体质健康评价的重要内容,且其分布的形式被认为是预测健康危险性较为有效的指标。体脂率与健康密切相关,体脂率过高或过低都会诱发多种疾病。研究发现,个体多余的脂肪若集中堆积在躯干(尤其是腹部),将会促使高血压、2 型糖尿病、慢性心脏病等的患病危险性增加。相反,身体脂肪含量过低,也会造成健康危险性增加,如患胆结石、胃下垂和女性月经失调等。由此可见,正确认识身体脂肪含量的变化具有十分重要的现实意义。近几年,我国大学生的体质健康监测结果表明,城市学生超重和肥胖的问题较为突出,且人数比例在逐年增加,这必然引起各方面的关注。本研究通过对大学生的体质指数(BMI)、体脂百分比(F)、腰臀比(WHR)和体脂控制等指标数据的比较分析,了解大学生身体脂肪的含量及分布特征,预测大学生的健康隐患,为体质监测有关部门提供可借鉴的理论依据。

1. 研究对象与方法

(1)研究对象

随机抽取浙江省全日制在校普通高校健康大学生 1037 名作为研究对象,其中男生 287 人、女生 750 人。其相关信息见表 1-3-1。

表 1-3-1　本研究对象基本信息

研究对象	年龄($\bar{x}\pm S$)	身高($\bar{x}\pm S$)/cm	体重($\bar{x}\pm S$)/kg
男生(287 人)	21.68±2.93	171.53±5.75	63.87±9.83
女生(750 人)	20.39±1.01	159.79±5.64	52.59±7.23

(2)研究方法

①文献资料调研法

通过互联网和浙江树人大学图书馆查阅了国内有关研究资料。

②指标体系测试法

身体成分指标主要有:体质指数(BMI)、体脂百分比(F)、腰臀比(WHR)、

上下肢脂肪含量百分比、躯干脂肪含量百分比和体脂控制等。

身高、体重测量:严格按照身高、体重测量的方法进行,测量仪器选用国家体育总局指定的天康仪器厂生产的身高体重测量仪。

体质检测指标与方法采用国家国民体质监测中心规定使用的仪器和相关检测方法。其检测指标包括身体形态、身体机能、身体素质指标体系,具体见表 1-3-2。

表 1-3-2　大学男生体质检测指标体系

身高	体重	体重身高	体表面积	体重指数	标准体重	人体体积	肺活量
收缩压	舒张压	脉搏	脉压	肺活身高	肺活体重	100 米	十级跳
200 米障碍	1000 米	5000 米	攀登	引体向上	间接反应时	直接反应时	铅球

身体成分指标检测:使用 Inbody 3.2 人体成分分析仪(Biospace,韩国)进行检测,测试前矫正仪器。受试者在检测前 24 小时内避免剧烈运动和大量饮水。检测时受试者身着轻便服装,事先用生理盐水擦拭双手和双脚,以增加皮肤导电性,其检测内容包括身体成分分析、脂肪分析、身体水分分析、综合评估、体重控制、健康评估和营养评估等。

③建立数据库

将测试得到的身体成分和体质检测指标数据录入计算机,建立相关研究的数据库。

④统计分析

运用 Microsoft Excel 软件包和体育科研数据统计处理系统软件包进行统计分析,对男女组间频率进行 U 检验,对均数进行 t 检验。

2.结果与分析

(1)大学生体脂含量和分布的特征分析

①体质指数(BMI)

体质指数(BMI)是反映成人体重与身高关系,且与身体成分密切相关的、判断人体胖瘦程度的一项重要指标。体重过轻、超重或肥胖都会对健康产生不良影响。尤其是超重或肥胖对健康的负面影响,越来越多地受到人们的关注。将数据库中大学生体质指数(BMI)的测试结果与中国肥胖问题工作组于 2003

年发布的我国儿童青少年 BMI 标准中 18 周岁以上人群 BMI 标准值（BMI＜18.5 为体重偏轻，18.5≤BMI≤23.9 为体重正常，24≤BMI≤27.9 为超重，BMI≥28 为肥胖）比较，运用 Microsoft Excel 软件和体育科研数据统计处理系统软件包，经统计计算，其结果见表 1-3-3。

表 1-3-3　大学生体质指数（BMI）分布特征

BMI	男生（287 人）		女生（750 人）		差值/%	U 值	P 值
	人数	比例/%	人数	比例/%			
偏轻（BMI＜18.5）	19	6.62	115	15.33	−8.71	3.74	＜0.01
正常（18.5≤BMI≤23.9）	219	76.31	577	76.94	−0.63	0.21	＞0.05
超重（24≤BMI≤27.9）	41	14.29	54	7.20	7.09	3.54	＜0.01
肥胖（BMI≥28）	8	2.78	4	0.53	2.25	3.04	＜0.01

依据表 1-3-4 可知，BMI 偏轻的男生有 19 人，占 6.62%，女生有 115 人，占 15.33%，男女两样本率进行 U 检验，其差异有统计学意义（P＜0.01）；BMI 正常的男生有 219 人，占 76.31%，女生有 577 人，占 76.94%，男女两样本率进行 U 检验，其差异无统计学意义（P＞0.05）；BMI 超重的男生有 41 人，占 14.29%，女生有 54 人，占 7.20%，男女两样本率进行 U 检验，其差异有统计学意义（P＜0.01）；BMI 肥胖的男生有 8 人，占 2.78%，女生有 4 人，占 0.53%，男女两样本率进行 U 检验，其差异有统计学意义（P＜0.01）。由此可见，本研究的大学生群体中，体重偏轻的女生的比例（15.33%）高于男生（6.62%），而体重超重和肥胖的男生的比例（17.07%）高于女生（7.73%）。

②体脂百分比（F）

体脂百分比（F）是指身体脂肪总量在人体总重量中所占的百分比，它能够客观、准确地反映身体脂肪含量及其分布情况，常常被作为反映身体成分的典型指标。人类的健康需要合理的身体脂肪比例，体脂过多或过少都会诱发多种疾病。将数据库中大学生体脂百分比（F）的测试结果与 1998 年中国肥胖病研究会推荐的分组标准（$F_{男}$＜10%，$F_{女}$＜15% 为偏轻；10%≤$F_{男}$＜20%，15%≤$F_{女}$＜25% 为正常；20%≤$F_{男}$＜25%，25%≤$F_{女}$＜30% 为超重；$F_{男}$≥25%，$F_{女}$≥30% 为肥胖）比较，运用 Microsoft Excel 软件和体育科研数据统计处理系统软件包，经统计计算，其结果见表 1-3-4。

表 1-3-4 大学生体脂百分比（F）分布特征

F	男生（287 人）		女生（750 人）		差值/%	U 值	P 值
	人数	比例/%	人数	比例/%			
偏轻（$F_男 < 10\%$，$F_女 < 15\%$）	23	8.01	10	1.33	6.68	5.48	<0.01
正常（$10\% \leqslant F_男 < 20\%$，$15\% \leqslant F_女 < 25\%$）	184	64.11	150	20.00	44.11	13.60	<0.01
超重（$20\% \leqslant F_男 < 25\%$，$25\% \leqslant F_女 < 30\%$）	54	18.82	258	34.40	−15.58	4.94	<0.01
肥胖（$F_男 \geqslant 25\%$，$F_女 \geqslant 30\%$）	26	9.06	332	44.27	−35.21	10.70	<0.01

依据表 1-3-4 可知，偏轻的男生 23 人，占 8.01%，女生 10 人，占 1.33%，男女两样本率进行 U 检验，其差异有统计学意义（$P < 0.01$）；正常的男生 184 人，占 64.11%，女生 150 人，占 20.00%，男女两样本率进行 U 检验，其差异有统计学意义（$P < 0.01$）；超重的男生 54 人，占 18.82%，女生 258 人，占 34.40%，男女两样本率进行 U 检验，其差异有统计学意义（$P < 0.01$）；F 肥胖的男生 26 人，占 9.06%，女生 332 人，占 44.27%，男女两样本率进行 U 检验，其差异有统计学意义（$P < 0.01$）。由此可见，按照脂肪百分比判断，偏轻的男生的比例（8.01%）高于女生（1.33%），而超重和肥胖的女生的比例（78.67%）高于男生（27.88%）。

③腰臀比（WHR）

腰臀比（WHR）是腰围与臀围的比值。它主要反映人体脂肪在腹部和臀部的分布情况，可很好地反映身体脂肪分布的特征。因此，目前国内外学者都倾向于采用 WHR 作为测量身体脂肪分布的客观指标。这是预测一个人是否肥胖及是否面临患心脏病风险的较佳方法。将数据库中大学生腰臀比（WHR）的测试结果与 2000 年亚洲国家肥胖症诊断标准值（$WHR_男 < 0.9$，$WHR_女 < 0.8$ 为正常；$0.9 \leqslant WHR_男 < 1.0$，$0.8 \leqslant WHR_女 < 0.85$ 为臀部型肥胖；$WHR_男 \geqslant 1.0$，$WHR_女 \geqslant 0.85$ 为腰部型肥胖）比较，运用 Microsoft Excel 软件和体育科研数据统计处理系统软件包，经统计计算，其结果见表 1-3-5。

表 1-3-5　大学生腰臀比(WHR)分布特征

WHR	男生(287 人)		女生(750 人)		差值 /%	U 值	P 值
	人数	比例/%	人数	比例/%			
正常 (WHR$_男$<0.9,WHR$_女$<0.8)	272	94.77	489	65.20	29.57	9.64	<0.01
臀部型肥胖 (0.9≤WHR$_男$<1.0, 0.8≤WHR$_女$<0.85)	15	5.23	237	31.60	−26.37	8.86	<0.01
腰部型肥胖 (WHR$_男$≥1.0,WHR$_女$≥0.85)	0	0	24	3.20	−3.20	3.00	<0.01

依据表 1-3-5 可知,腰臀比正常的男生 272 人,占 94.77%,女生 489 人,占 65.20%,男女两样本率进行 U 检验,其差异有统计学意义($P<0.01$);臀部型肥胖的男生 15 人,占 5.23%,女生 237 人,占 31.60%,男女两样本率进行 U 检验,其差异有统计学意义($P<0.01$);腰部型肥胖的男生 0 人,女生 24 人,占 3.20%,男女两样本率进行 U 检验,其差异有统计学意义($P<0.01$)。由此可见,在本研究的大学生群体中,存在腰部型肥胖和臀部型肥胖的女生多于男生。

④脂肪含量

为了更好地了解大学生身体脂肪的分布,依据 Inbody 3.2 人体成分分析仪测出的左上肢、右上肢、躯干和左下肢、右下肢各部位脂肪含量占全身脂肪含量比例的数据,运用 Microsoft Excel 软件和体育科研数据统计处理系统软件包,经统计计算,其结果见表 1-3-6。

表 1-3-6　大学生各部位脂肪含量占全身脂肪含量的比例

项目	右上肢	左上肢	躯干	右下肢	左下肢
男生/%	15.69±7.44	17.09±7.09	17.09±6.96	16.85±4.76	16.80±4.75
女生/%	36.10±8.02	37.06±7.98	29.03±6.64	29.07±5.72	29.11±5.80
t 检验	P<0.001	P<0.001	P<0.001	P<0.001	P<0.001

依据表 1-3-6 可知,大学男生各部位脂肪含量比例都比女生低,各部位均值差都非常显著($P<0.001$)。大学男生各部位脂肪含量的比例都比较均匀,而女生上肢脂肪含量比例要比躯干和下肢高。也就是说,女生的脂肪更多地

集中在上肢。

⑤体脂控制

Inbody 3.2 人体成分分析仪根据每个人的实际情况给出了脂肪与肌肉的控制量,其中 0 表示体脂适中,正数表明需增加脂肪,负数表明需减少脂肪。运用 Microsoft Excel 软件,经统计计算,其结果见表 1-3-7。

表 1-3-7　大学生体脂控制

体脂控制	男生(287 人)			女生(750 人)		
	人数	比例/%	均数	人数	比例/%	均数
增脂肪	113	39.37	2.32	158	21.07	1.9
适中	23	8.02	0	12	1.60	0
减脂肪	151	52.61	−4.83	580	77.33	−4.78

依据表 1-3-8 可知,大学男生按体脂控制检出有 39.37% 的人需要增加脂肪,有 52.61% 的人需要减脂肪;而大学女生按体脂控制检出有 21.07% 需要增加脂肪,有 77.33% 需要减脂肪。由此可见,大学男生脂肪含量偏低的人比女生多,且需增加脂肪的均数比女生大;而女生脂肪含量偏高的人比男生多。

(2)大学生健康隐患的分析

人类的健康需要合理的身体脂肪比例,体脂率过多或过少都会诱发多种疾病。体脂过高容易引起肥胖,从而容易导致由于肥胖引起的一系列疾病的发生,还容易引起早衰,死亡率提高;脂肪过少将会导致厌食症、贫血和女性闭经等疾病。从表 1-3-4 和表 1-3-5 可以看出,体质指数(BMI)法与体脂百分比(F)法两种分型标准对大学生的肥胖分型结果有差异。因 BMI 判断身体脂肪含量是按体重进行分型,它排除了身高对体重的影响,便于进行个体和群体间比较,但它只反映人体的外表肥胖,不能很好地反映人体脂肪分布特征;而体脂百分比是按体脂进行肥胖分型。所以说,按 BMI 判断只有 6.62% 的男生体重偏轻,可结合体脂百分比判断,还约有 1.39%(8.01%−6.62%)的人体重正常而体脂偏低;按 BMI 判断有 17.07% 的男生体重超重和肥胖,可结合体脂百分比判断,还约有 10.81%(27.88%−17.07%)的男生体重正常而体脂偏高。按 BMI 判断有 15.33% 的女生体重偏轻,可结合体脂百分比判断,约有 14.00%(15.33%

－1.33％)的人体重偏轻却体脂偏高;按 BMI 判断只有 7.73％的女生体重超重和肥胖,可结合体脂百分比判断,有 70.94％(78.67％－7.73％)的女生体重正常而体脂偏高。依据表 1-3-8 也可以看出,大学生体脂含量偏低的男生比女生多,而体脂含量偏高的女生比男生多。也就是说,男生因脂肪含量偏低而引起健康隐患的概率比女生大,而女生出现肥胖的概率和可能性要大于男生,因肥胖而引起健康隐患的概率比男生大。

另依据表 1-3-6 可以看出,腰臀比正常的男生占 94.77％,只有 5.23％的男生存在臀部型肥胖;而女生腰臀比正常的占 65.20％,有 31.60％的女生存在臀部型肥胖,有 3.20％女生存在腰部型肥胖。据研究,对个体而言,若身体过剩的脂肪大部分集中腹部(即"向心性肥胖"),将比集中在臀部和腿部(即"梨形肥胖")的人更容易患慢性心脏病。也就是说,大学女生出现肥胖的概率和可能性要大于男生,患心脏类疾病和糖尿病的风险也比男生大。

3.结论与建议

(1)大学男、女生的身体脂肪含量有显著差异($P < 0.01$),大学男生脂肪含量偏低的比女生多,而体脂含量偏高的女生比男生多。

(2)大学男、女生的身体脂肪分布也有显著差异($P < 0.01$),大学男生全身各部位脂肪含量比例都比女生低,且各部位脂肪含量的比例都比较均匀;存在腰部型肥胖和臀部型肥胖的女生多于男生。

(3)依据大学男、女生身体脂肪含量和分布特征,大学女生出现肥胖的概率和可能性要大于男生,因肥胖而引起健康隐患的概率比男生大;而大学男生因脂肪含量偏低而引起健康隐患的概率比女生大。

(4)人体需要一定的体脂肪量来维持正常生理功能。建议体脂含量偏低的大学生增加营养,合理安排运动量;体脂含量偏高的大学生要减脂健身,有规律地进行体育锻炼,并保持一定比例的体脂率,减少健康隐患。

(二)浙江省大学生腰臀比分型与身体素质指标的相关性研究

腰臀比(WHR)是腰围与臀围的比值,它主要反映人体脂肪在腹部和臀部的分布情况。研究发现,个体多余的脂肪若集中堆积在躯干(尤其是腹部)将会促使高血压、2 型糖尿病、慢性心脏病等的患病危险性增加。近年来,在体质研究领域中对 WHR 的评价受到越来越多重视。经对中国知网(CNKI)相关文献资料的检索发现,关于 WHR 的研究主要集中在心血管流行病学方面,而针对WHR 与大学生身体素质等方面的相关研究报道较少。本研究通过对大学生WHR 与身体素质指标数据的相关研究,旨在揭示大学生 WHR 与其身体素质之间的关系。

1. 研究对象与方法

(1)研究对象

随机抽取浙江树人大学、中国美术学院等全日制在校健康大学生 1037 人作为研究对象,其中男生 287 人,女生 750 人。2014 年 5—7 月,对其相关指标进行测试,基本信息见表 1-3-8。

表 1-3-8　本研究对象基本信息

性别	年龄($\bar{x}\pm S$)	身高($\bar{x}\pm S$)/cm	体重($\bar{x}\pm S$)/kg
男生(287 人)	21.68±2.93	171.53±5.75	63.87±9.83
女生(750 人)	20.39±1.01	159.79±5.64	52.59±7.23

(2)研究方法

①文献资料法

根据研究需要,通过互联网和浙江树人大学图书馆查阅了国内相关研究的文献资料。

②测试方法

体质检测指标与方法:体质测试项目采用教育部印发的《国家学生体质健康标准》中的测试项目,并运用其规定的仪器检测。其检测指标包括体质与身体成分检测指标体系,如表 1-3-9 所示。

表 1-3-9　体质与身体成分检测指标体系

体质检测指标	身高、体重、体重指数、800 米、握力、1000 米、立定跳远
身体成分检测指标	体质指数(BMI)、体脂百分比(F)、腰臀比(WHR)、上下肢脂肪含量百分比、躯干脂肪含量百分比、体脂控制

身体成分指标检测:使用 Inbody 3.2 人体成分分析仪(Biospace,韩国)进

行检测,测试前矫正仪器。受试者在检测前 24 小时内避免剧烈运动和大量饮水。检测时受试者身着轻便服装,事先用生理盐水擦拭双手和双脚,以增加皮肤导电性,其检测内容包括身体成分分析、脂肪分析、身体水分分析、综合评估、体重控制、健康评估和营养评估等。

③统计与比较分析

依据 2000 年亚洲国家肥胖症诊断标准值(男<0.9,女<0.8 为正常;0.9≤男<1.0,0.8≤女<0.85 为臀部型肥胖;男≥1.0,女≥0.85 为腰部型肥胖),对大学生 WHR 测试的数据进行分组,运用双侧 t 检验、男女组间频率 U 检验、方差分析、卡方检验等统计方法,进行统计与比较分析。

2.结果与分析

(1)大学生腰臀比特征

依据数据库中大学生腰臀比(WHR)的测试结果以及与 2000 年亚洲国家肥胖症诊断标准值(男<0.9,女<0.8 为正常;0.9≤男<1.0,0.8≤女<0.85 为臀部型肥胖;男≥1.0,女≥0.85 为腰部型肥胖)比较,将研究对象划分为 3 组:正常组、臀部型肥胖组和腰部型肥胖组。普通高校大学生 WHR 分型结果见表 1-3-5。

依据表 1-3-6 可知,大学男女生腰臀比分型有很大的差异,男生的腰臀比 94.77% 的人正常,只有 5.23% 的人存在臀部型肥胖,在大学男生中不存在腰部型肥胖;而女生有 31.60% 的人存在臀部型肥胖,还有 3.20% 的人存在腰部型肥胖。女生比男生存在更大的健康危险。

经统计得知,男生腰臀比最大值为 0.98,最小值为 0.78,平均值为 0.84;女生腰臀比最大值为 1.11,最小值为 0.63,平均值为 0.79;男女生的平均值均接近臀部肥胖型的临界值,尤其女生与临界值差值仅为 0.01。在大学男生人群中不存在腰部型肥胖者,女生的腰臀部型肥胖人数占 34.80%,这说明大学男生的腰臀比基本正常,女生的腰臀比状况不容乐观。一方面,这与男女生的课外锻炼与体育课所选项目有关。经问卷得知,男生的课外锻炼习惯优于女生,男生体育课所选排名前三的项目为篮球、羽毛球、网球,其中篮球项目占 74.43%,而女生选课率排名前三的项目分别是健美操、羽毛球、乒乓球。有研究表明,运动项目不同,学生的脂肪含量也不同。另一方面,与男、女生本身的身体发育特征及脂肪与肌肉的分布特征有关,男生的脂肪多分布于背部与腿部,女生的脂肪多分布于腹部与腿部,且女生的皮下脂肪层比男生厚。

(2)大学生腰臀比与其身体素质指标的相关系数

腰臀比(WHR)是评价人体脂肪含量的重要指标之一,依据大学生腰臀比与其身体素质的指标数据,运用计算机 Microsoft Excel 软件分析,其相关系数(r_{ij})如表 1-3-10 所示。

表 1-3-10　大学生腰臀比(WHR)与身体素质的相关系数(r_{ij})

性别	1000 米/800 米/s	握力/kg	握力体重指数	肺活量	台阶试验	立定跳远/cm
男生	0.250***	0.181**	−0.312***			−0.233***
女生	−0.022	0.11**	−0.16***			−0.012

注:"*""**"和"***"分别表示 $P<0.05$、$P<0.01$ 和 $P<0.001$。

依据表 1-3-10 得知:大学男生腰臀比(WHR)与 1000 米(s)与握力体重指数和立定跳远(cm)具有非常显著的相关性($P<0.001$),与握力体重指数和立定跳远(cm)呈负相关,与 1000 米(s)呈正相关;与握力(kg)具有很显著的相关性($P<0.01$),且呈正相关。也就是说,随着大学男生腰臀比(WHR)的增加,其握力增大,1000 米(s)、握力体重指数和立定跳远(cm)的成绩越差。

大学女生腰臀比(WHR)与握力体重指数指标具有非常显著的相关性($P<0.001$),且呈负相关;与握力(kg)指标具有很显著的相关性($P<0.01$),且呈正相关;与 1000 米(s)和立定跳远(cm)无显著的相关性($P>0.05$)。也就是说,随着大学女生腰臀比(WHR)的增加,其握力越大,握力体重指数越小。

(3)大学生腰臀比分型与其身体素质的特征分析

①大学男生腰臀比分型与其身体素质的特征分析

依据大学男生腰臀比分型与其所对应的身体素质指标,运用计算机 Microsoft Excel 软件包对其进行统计计算,对计算结果运用体育科研数据统计处理系统软件包进行 t 检验分析,其结果如表 1-3-11 所示。

表 1-3-11　大学男生 WHR 分型与其所对应的身体素质指标的相关统计参数和检验

WHR 分型	指标	1000 米/s	握力/kg	握力体重指数	立定跳远/cm
正常组	$\bar{x}$	241.52	44.26	71	238.44
	S	18.00	6.60	12	16.57
	min	187	26.7	43	178
	max	279	67.8	129	290
	n	258	258	258	258
臀部型肥胖组	$\bar{x}$	263.00	46.08	60	233.00
	S	32.46	9.45	15	27.67
	min	231	29.9	35	183
	max	360	60.1	87	287
	n	13	13	13	13
正常组与臀部型肥胖组	|差值|	21.48	1.82	11	5.44
	t 值	4.00	0.95	3.18	1.11
	P 值	<0.001	>0.05	<0.01	>0.05

注:① $t_{0.05(271-2)}=1.97, t_{0.01(271-2)}=2.60, t_{0.001(271-2)}=3.34$。

② 男生人数为 272,有效值为 258;女生人数为 15,有效值为 13。

依据表 1-3-11 可知,从 WHR 分型的身体素质的平均值来看,WHR 正常组学生的 1000 米、握力体重指数和立定跳远比臀部型肥胖组学生好,而臀部型肥胖组学生的握力比正常组学生好。也就是说,随着 WHR 的增大,1000 米、握力体重指数和立定跳远的成绩下降,握力增大。

依据不同组别大学男生 WHR 与其所对应的身体素质,分别进行两两之间 t 检验分析,结果发现:其一,正常组学生与臀部型肥胖组学生间的握力体重指数呈很显著性差异,差异有统计学意义($P<0.01$)。其二,正常组学生与臀部型肥胖组学生间的 1000 米呈非常显著性差异,差异有统计学意义($P<0.001$)。其三,正常组学生与臀部型肥胖组学生间的握力和立定跳远的平均值虽然不等,但在统计学上无显著性的差异($P>0.05$)。由此可见,WHR 正常组的大学男生 1000 米成绩和握力体重指数明显好于臀部型肥胖组。

②大学女生腰臀比分型与其身体素质的特征分析

依据大学女生腰臀比分型与其所对应的身体素质指标,运用计算机 Microsoft Excel 软件包对其进行统计计算,对于计算结果运用体育科研数据统计处理系统软件包,对正常组与其他组进行两两 t 检验分析,其结果如表1-3-12所示。

表 1-3-12　大学女生 WHR 分型与其所对应的身体素质指标的相关统计参数和检验

WHR 分型	指标	800 米/s	握力/kg	握力体重指数	立定跳远/cm
正常组	$\bar{x}$	238.95	28.47	57	175.96
	S	27.40	5.58	11	14.81
	min	194	16.8	35	115
	max	706	71.1	118	223
	n	473	473	473	473
臀部型肥胖组	$\bar{x}$	237.16	29.22	53	173.80
	S	17.22	5.07	11	14.80
	min	198	17.1	29	119
	max	306	50	114	234
	n	230	230	230	230
腰部型肥胖组	$\bar{x}$	239.95	30.57	51	173.50
	S	15.33	6.06	8	14.89
	min	206	21.6	38	145
	max	274	48	67	205
	n	22	22	22	22
正常组与臀部型肥胖组	|差值|	1.79	0.76	4	2.16
	t 值	0.91	1.74	4.19	1.81
	P 值	>0.05	>0.05	<0.01	>0.05
正常组与腰部型肥胖组	|差值|	0.00	2.11	6	2.46
	t 值	0.00	1.72	2.42	0.76
	P 值	>0.05	>0.05	<0.05	>0.05

注:$t_{0.05(495-2)}=1.97$,$t_{0.01(495-2)}=2.59$,$t_{0.001(495-2)}=3.31$。

依据表 1-3-12 可知,从 WHR 分型的身体素质的平均值来看,在 WHR 分型的 3 组中,正常组学生的握力体重指数和立定跳远的成绩最好,腰部型肥胖组学生最差;而握力的成绩是腰部型肥胖组学生最好,正常组学生最差;800 米成绩是臀部型肥胖组学生最好。也就是说,随着 WHR 的增大,握力体重指数和立定跳远的成绩下降,握力的成绩上升。

依据不同组别大学女生 WHR 与其所对应的身体素质的指标数据,对正常组与其他组分别进行两两之间 t 检验分析,结果发现:其一,WHR 正常组学生与臀部型肥胖组学生间的握力体重指数有非常显著的差异,差异有统计学意义($P<0.001$);与 800 米、握力和立定跳远的平均值虽然不等,但在统计学上不具显著性的差异($P>0.05$)。其二,WHR 正常组学生与腰部型肥胖组学生间的握力体重指数有显著差异,差异有统计学意义($P<0.05$);与 800 米、握力和立定跳远的平均值虽然不等,但在统计学上不具显著性的差异($P>0.05$)。由此可见,WHR 正常组的大学女生握力体重指数明显好于臀部型肥胖组和腰部型肥胖组,这与张新华的研究结果不一致。张新华在健美操运动中对腰臀比与运动能力的关系做了探讨,他发现,当腰臀比大于 0.73 时,女大学生腰臀比与运动能力呈负相关。[①]

3.结论

(1)大学男女生腰臀比分型有很大的差异,男生的腰臀比基本正常,只有少数存在臀部型肥胖;而女生有 31.60% 的人存在臀部型肥胖,还有 3.20% 的人存在腰部型肥胖。女生比男生存在更大的健康危险。改善女大学生的腰臀比,减少腰腹部的脂肪堆积,加强体育锻炼,刻不容缓。

(2)大学男生腰臀比与身体素质指标均呈显著相关性,随着 WHR 的增大,1000 米、握力体重指数和立定跳远的成绩下降,握力成绩上升;而女生的 WHR 只与握力和握力指数呈显著相关性,随着 WHR 值的增大,握力体重指数和立定跳远的成绩下降,握力成绩上升,800 米成绩影响不明显。

---

① 张新华.健美操对大学女生心脏功能及腰臀围之比的影响[J].哈尔滨师范大学自然科学学报,2003,19(6):106-109.

（三）浙江省肥胖大学生身体成分的特征

使用 Inbody 3.2 人体成分分析仪（Biospace，韩国）对身体成分指标进行检测，测试前矫正仪器。受试者在检测前 24 小时内避免剧烈运动和大量饮水。检测时受试者身着轻便服装，事先用生理盐水擦拭双手和双脚，以增加皮肤导电性，其检测内容包括身体成分分析、脂肪分析、身体水分分析、综合评估、体重控制、健康评估和营养评估等。测试方法与要求同"腰臀比分型与身体素质指标的相关性研究"部分，对参加运动干预的学生的相关指标进行测试，其结果如表 1-3-13 所示。

表 1-3-13　浙江省大学肥胖大学生身体成分的特征

特征	体重/kg	BMI	WHR	Oeder 指数	脂肪率/%	腹部皮脂厚度/cm
数值 ($n=261$)	68.36±4.25	26.09±1.94	0.82±0.04	49.51±4.04	39.23±2.54	39.50±5.29

依照表 1-3-14 可知，浙江省肥胖大学生身体成分的特征如下：BMI 结果为 26.09±1.94，诊断为肥胖；WHR 为 0.82±0.04；Oeder 指数为 49.51±4.04；脂肪率（%）为 39.23±2.54；腹部皮脂厚度（cm）为 39.50±5.29，肥胖特征明显。

第二章　超重/肥胖症的研究现状

随着人们物质生活水平的提高,膳食结构以及生活方式的改变,无论是发达国家还是发展中国家,超重/肥胖人群都在迅速扩大,超重/肥胖的流行正成为危害全人类健康的重要问题。最新公布的资料显示,我国估计现有 2 亿人超重,肥胖人数为 6000 多万。其中,大城市成人的超重率、肥胖率分别高达 30.0% 和 12.30%,儿童的超重/肥胖率已达 8%[①]。

早在 1948 年,世界卫生组织(WHO)就提出肥胖症是一种可影响人类身体健康的慢性疾病。到 1997 年,WHO 正式宣布:肥胖是一种非传染性疾病。[②]一般来说,超过标准体重 10% 的为超重。脂肪含量超标,同时合并一个脏器病理变化的,称为超重/肥胖症。超重/肥胖不是脂肪在体内的简单堆积,而是伴随着以脂肪代谢紊乱为主的代谢紊乱,成为许多心血管系统和代谢性疾病的发病基础。大量研究认为,以体育运动为主要手段的减肥方法,不单能改善体内代谢紊乱状况,更重要的是可以阻断许多慢性疾病发病的共同病理基础,对减少心血管系统和代谢性慢性疾病的发病率有着极其重要的意义。

超重/肥胖对人们身心健康的不利影响已引起学术界的广泛关注,有关研究也是当代医学领域研究的热点问题。超重/肥胖使人们失去优美的体形,它阻碍人们实现形体美,甚至使人们产生自卑感,承受精神和心理压力,特别是女性;超重/肥胖对心血管机能也有很大的危害,有研究表明,超重/肥胖使人体的心血管系统处于长期过度疲劳状态,可导致心血管功能的损害,引起很多心血

① WHO, NUT, NCD. Obesity: preventing and managing the global epidemic, report of a WGO consultation on obesity[R]. Geneva,1997:3-5.

② 黄何平,林添鸿,宁亮生.论肥胖的研究进展[J].辽宁体育科技,2003,25(5):84-85.

管疾病的发生,如心脏病、脂质紊乱、高血压、动脉粥样硬化、左心室肥大、糖尿病、糖耐量异常等。

我国的高等教育正在经历着从精英型向大众化教育的转型,招生数量在逐年增加,学校建设和招生规模发生了历史性的变化。高等院校的大学生作为社会上活跃、有知识的人群,他们的各项生理特征在迅速地变化之中,处于成熟与不成熟之间。

高等院校在校大学生正处于生长发育的最后阶段,这个阶段的生长发育是否正常,体形是否匀称和健美,将对其身体素质、健康、就业与择业及以后的生活产生重要的影响。

近年来,高等院校学生中存在的超重/肥胖问题也日趋严重,很多超重/肥胖学生为此感到苦恼,并严重影响到他们的学习和生活。部分超重/肥胖大学生表现为固执、内向、情绪不稳定等特征。因为在社会交往中,他们总是会通过想象等多种方式试图了解他人对自己形象的看法,从他人对自己的看法和评价中提取自己的形象,并形成与自我感觉相联系的带有情感与评价性质的观念——自尊。如果不能接受外界的评价,就会产生不同程度的自我否定,导致自卑心理的产生,从而影响到他们正常的生活和学习以至以后的生活。作为体质健康重要指标的耐力素质调查发现:在耐力素质上,超重及超重/肥胖组学生的 3000 米成绩显著低于其他两组。有研究表明,由于超重/肥胖者肺的气体交换和对氧的利用比 BMI 正常者相对较差,耗氧量相对较多,在耐力运动中很容易出现供氧不足和二氧化碳滞留,加之又要长时间克服自身过大的体重,必然会影响到耐力水平的发挥。因而,超重/肥胖越严重,其耐力水平越差。[①] 为此,高等院校大学生的超重/肥胖问题应得到学校、家庭及社会各方面足够的重视,了解超重/肥胖人群的身体形态和心血管的生理状况,掌握科学减肥的相关知识,制定适宜的运动强度,采用多渠道、多方式对超重/肥胖学生进行干预和研究,对维护和提高高等院校大学生的身体素质,已是刻不容缓。同时,本研究旨在为改善身体形态、科学运动减肥提供理论依据以及科学的方法。

---

① 姚兴家. 儿童青少年肥胖判定及干预策略[J]. 中国学校卫生,2006(3):185-188.

第一节　超重/肥胖的概述

一、超重/肥胖定义及其标准的界定

体重是反映和衡量一个人健康状况的重要标志之一,过胖或过瘦都不利于健康。世界卫生组织(WHO)计算标准体重的方法为:男性的标准体重为(身高－80)×70%,女性的标准体重为(身高－70)×60%,其中,身高单位为厘米。一般来说,超过标准体重10%的称为超重;超重/肥胖则是指摄入热量高于身体所消耗的量,以脂肪的形式储存在体内,从而使体重增加至超过标准体重的20%以上者。正常成人男性的脂肪组织重量占体重的15%～18%,女性占20%～25%。随着年龄增长,人体的体脂率也相应增加。超重/肥胖揭示了人体能量摄入与消耗的平衡问题,即超重/肥胖是能量摄入与消耗间失衡的产物。当能量的摄入与消耗一致时,机体达到能量平衡,体重保持恒定;当能量的摄入高于消耗时,机体出现正能量平衡,表现为脂肪储存量增加,体重增加,则会出现超重/肥胖。但临床上一般采用身高体重指数(BMI)来评价超重/肥胖的程度。WHO推荐的标准为:成人25≤BMI≤29.9为超重、BMI≥30为超重/肥胖。[①] 而有专家指出,此标准是以欧美人口为主界定的,不太适合亚洲人群。2000年,有专家提出对于亚洲人来说,18.5≤BMI≤22.9为正常体重、23≤BMI≤24.9为超重、BMI≥25为肥胖。中国肥胖问题工作组2002年提出对中国成人判断超重和肥胖程度的界限值,即24≤BMI≤27.9为超重,BMI≥28为肥胖,这一划分方法在国内得到了广泛的认可与应用。

二、超重/肥胖的分类与表现

一般来讲,头颈、背脊、乳房、腹部、臀部、大腿及上臂等部位较容易囤积脂肪。但又不可一概而论,因为毕竟男女有别。男性肥胖者脂肪多积聚在头颈、

---

① 王业玲.运动对上海市成年超重/肥胖者身体形态和心血管机能的影响[D].上海:上海体育学院,2010.

背脊和腹部,尤其是下腹部,身体外形多表现为中部臃肿,常被称为中广型身材;女性肥胖者脂肪多积聚在乳房、臀部、腹部和腿,身体外形多表现为脚高、腹大、臀部宽圆。

（一）超重/肥胖的分类

肥胖按其不同的形成原因可做如下分类:单纯性肥胖、继发性肥胖和药物所致的肥胖。其中,单纯性肥胖又分为体质性肥胖和获得性肥胖。[①] 不同类型的肥胖成因和症状表现如下。

1.单纯性肥胖

单纯性肥胖又称原发性肥胖,是各类肥胖症中最常见的一种,约占肥胖人群的 95%。单纯性肥胖是指无明显内分泌及代谢性疾病引起的肥胖,即单纯性肥胖不是由某些特殊疾病所引起,而是由于机体摄食太多,或摄入过量密度大的食物,而消耗较少,促使过多的热量转化为脂肪在体内堆积引起的肥胖。

主要成因:其家族往往有肥胖病史,主要由遗传因素及营养过剩引起。

症状表现:这类人群全身脂肪分布比较均匀,没有内分泌紊乱现象,也无代谢障碍性疾病。平时大家常说的肥胖,大多是指此类肥胖,如所谓的"中年性肥胖"就属于单纯性肥胖。它是一种与人们生活方式相关,以过量摄食、过少体力活动、行为偏差为特征,全身脂肪组织过度堆积的慢性疾病。

这类肥胖根据其病因,进行合理饮食控制和适量运动锻炼,则可达到减肥的目的。

2.继发性肥胖

继发性肥胖又称病理性肥胖,它是由于机体神经或内分泌失调或一些代谢病,或由遗传素质、外伤后或服用某种药物所引起的。这类肥胖患者临床上少见或罕见,仅占整个肥胖人群的 3% 以下。

主要成因:因疾病打乱内分泌及代谢的平衡而引起肥胖。

症状表现:肥胖只是这类患者的重要症状之一,同时还会有其他各种各样的临床表现,如皮质醇增多症、甲状腺功能减退症、胰岛细胞瘤、性腺功能减退

---

① 黄何平,林添鸿,宁亮生.论肥胖的研究进展[J].辽宁体育科技,2003,25(5):84-85.

症、多囊卵巢综合征、颅骨内板增生症等。治疗时应以治疗其原发病为前提,继而再进行减肥。

3.药物所致的肥胖

某些药物在有效地治疗某种疾病的同时,还有使患者身体肥胖的副作用。比如应用肾上腺皮质激素类药物治疗过敏性疾病、风湿病、类风湿病、哮喘病等,同时也易使患者内分泌紊乱而引起肥胖。这类肥胖患者约占肥胖人群的2%。一般情况下,只要停止使用这些药物,肥胖情况有望自行改善。但遗憾的是,有些患者从此成为顽固性肥胖患者。

(二)肥胖体质分类

在实际生活中,通常有这样的现象:同一种减肥方法,用在 A 女士身上效果很好,而用在 B 女士身上却没有什么效果,这是为什么呢? 这多与体质有关。从中医角度来分类,肥胖体质有以下四种类型。

1.胃热型

这类体质的肥胖者,食欲很好,而且容易饿,脉象跳动速度较快。青少年肥胖者大多属于这种体质。

2.脾虚型

这类体质的肥胖者,食欲不是特别好,但是容易拉肚子,脉象沉缓无力。生产后发胖的女性大多属于这种体质。

3.肝郁型

职业妇女,工作及生活压力较大、饮食不正常、精神紧张的肥胖者多属这类体质。他们往往喜欢暴饮暴食,容易气郁。

4.肝肾两虚型

因生理功能退化,影响代谢速度,废物、毒素及多余水分囤积于体内,从而引起肥胖。中老年肥胖者多属这类体质。

有些肥胖者会合并以上两种或多种症状,例如,食欲好却又容易拉肚子,这就属于胃热脾虚型。一般而言,减肥效果最好的是胃热型,其次为肝郁型,再次是脾虚型,最难减的则是肝肾两虚型。

（三）不同身体部位的肥胖分类

对于肥胖者而言,每个人的脂肪积聚部位及情况不尽相同,比如有的人是上半身肥胖,有的人是下半身肥胖,有的人是全身肥胖。其状况不同,护理与减肥重点也不同。

1.下半身肥胖

下半身肥胖是指腰部以下脂肪积聚太多,主要包括腰、臀、大腿、小腿、膝盖、足踝部位,臀及大腿上有明显的蜂窝症状。整体外观上小下大,又常被称为梨形身材。

每个人下半身肥胖的原因与症状表现都不太相同,这与个人的生活形态及饮食结构有很大的关联。根据其成因和症状表现的不同,下半身肥胖也可分成以下四类。

（1）肌肉型下半身肥胖

肌肉型下半身肥胖是指腰以下部位因肌肉过度发达所致的肥胖。

症状表现:捏起来赘肉不多,橘皮组织(蜂窝组织)似乎也不明显,但是肌肉上附着了许多脂肪,容易长萝卜腿,看起来壮壮的。

成因:有此肥胖情况的人,多半是小时候喜爱运动,青壮年时期运动量骤减所致。

（2）浮肿型下半身肥胖

浮肿型下半身肥胖是指下肢因体液代谢循环不畅、滞留水分太多而出现浮肿现象的肥胖。

症状表现:以手指头按压皮肤后放开,皮肤有暂时凹陷的现象。

成因:造成浮肿型下半身肥胖的原因主要是身体循环代谢功能欠佳,淋巴液、组织液等体液流动不畅或停滞所致,有的也受生理因素等影响。

（3）脂肪型下半身肥胖

脂肪型下半身肥胖是指下肢脂肪层过厚而肌肉少的肥胖。

症状表现:以手指抓捏腿或臀的肌肤时可将该处整块提起来,且该部位松而软,弹性差。

成因:身体代谢功能差,热量摄入过多所致。

(4)混合型下半身肥胖

此类人群的肥胖成因最复杂,往往综合了脂肪型、浮肿型、肌肉型等类型特点,而大部分的下半身肥胖患者属于此类型。此类肥胖患者很不容易减下来。

2.上半身肥胖

上半身肥胖是指脂肪主要积聚在腰、腹、背及小臂等处,而腿部纤细,整体外观上大下小,也即常说的苹果形身材。

每个人上半身肥胖的原因与症状表现都不太相同,这与个人的生活形态与饮食结构有很大的关联。根据其成因和症状表现的不同,上半身肥胖可分成以下三类。

(1)肌肉型上半身肥胖

肌肉型上半身肥胖是指腰、腹、背及上臂因肌肉过度发达所致的肥胖。

症状表现:捏起来赘肉不多,橘皮组织(蜂窝组织)似乎也不明显,但是肌肉上附着了许多脂肪,看起来很敦实。

成因:有此肥胖情况的人,多半是小时候喜爱运动,青壮年时期运动量骤减所致。

(2)脂肪型上半身肥胖

脂肪型上半身肥胖是指腰、腹、背及上臂部位脂肪层过厚而肌肉少的肥胖。

症状表现:以手指抓捏腰、腹或背的肌肤时可将该处整块提起,且该部位松而软,弹性差。

成因:缺乏运动,热量摄入过多所致。

(3)混合型上半身肥胖

此类人群的肥胖成因最复杂,往往综合了脂肪型、肌肉型等类型特点,此类型的上半身肥胖患者很不容易瘦下来。

3.全身肥胖

全身肥胖是指脂肪积聚于全身各个部位,浑身脂肪都多。

每个人全身肥胖的原因与症状表现都不太相同,这与个人的生活形态和饮食结构有很大的关联。根据其肥胖成因和症状表现的不同,全身肥胖可分成以下三类。

（1）肌肉型全身肥胖

肌肉型全身肥胖是指全身都同等程度地胖，但脂肪层并不厚。

症状表现：捏起来赘肉不多，橘皮组织（蜂窝组织）似乎也不明显，但是肌肉上附着了许多脂肪，看起来很壮实。

成因：有此肥胖情况的人，多半是小时候喜爱运动，青壮年时期运动量骤减所致。

（2）脂肪型全身肥胖

脂肪型全身肥胖是指全身的脂肪层都肥厚，女性身体脂肪率超过 35％，男性则超过 30％。

症状表现：以手指抓捏身体任一部位，都可将该处整块抓起来，松垮绵软，弹性差，身体屈曲时可见明显的脂肪褶皱。

成因：缺乏运动，热量摄入过多所致。

（3）浮肿型全身肥胖

浮肿型全身肥胖是指因身体代谢功能欠佳、循环不畅、水分滞留而引起的肥胖。身体水分占体重 60％以上，喝水越多越易水肿。

症状表现：以手指按压皮肤后放开，皮肤有暂时凹陷的现象。

成因：造成浮肿型全身肥胖主要是身体循环代谢功能差，淋巴液、组织液等体液流动不畅或停滞所致，有的也受生理因素等影响。

三、超重/肥胖产生的原因

大量研究表明，众多学者从各种角度对超重/肥胖的发病机理进行了广泛的研究，提出了各种各样的假说。但目前还没有一个学说能够比较完善地解释超重/肥胖的产生原因，因此一种普遍的观点是：超重/肥胖是由多种因素作用引起的综合征。本书现将几种较有代表性的、有影响的因素介绍如下。

（一）遗传因素

在对超重/肥胖产生原因的研究中，遗传因素一直是可不可忽略的，它在超重/肥胖症中起着重要的作用。Bouchard 等人的研究表明，一个人体脂率的高低主要受遗传和生活习惯的影响。[①] 体脂含量和体重指数遗传学分析也认为，体脂百分比的遗传作用可达到55％。[②] 并有大量实验证明，超重/肥胖具有明显的遗传性和家族性倾向，父母双方其中有一人超重/肥胖的，子女超重/肥胖的发生率约为50％，父母双方皆超重/肥胖的，子女超重/肥胖的发生率增加为80％。[③] 有人对1974对同卵双生子和2017对异卵双生子进行了大样本量调查研究，经分析发现，同卵双生儿体重过重的情况，与其超重/肥胖父母的一致性为异卵双生儿的2倍以上，这表明超重/肥胖症的发生有着明显的遗传性。而在现实生活中，"遗传"了父母"错误的饮食习惯"而导致超重/肥胖的例子更为多见。食物中的能量利用率也与遗传有关，一般说来，食用质量相同的食物，在不同的人群中出现的超重/肥胖程度也不同。

（二）与摄食中枢相关的因素

有学者认为超重/肥胖是由摄食中枢功能异常引起的：在人体的中枢神经系统中存在着直接调控摄食行为的神经细胞群，包括腹内侧核（又称饱中枢）、腹外侧核（又称饥中枢），其位置在下丘脑；刺激或破坏其中任意一个，则会引起摄食异常，产生饱腹感或饥饿感，导致疾病的发生。[④] 另外一种说法是中枢体"重调定点"理论，该理论认为营养物质能量的吸收、储备和利用构成了一个复杂的体内平衡系统，进一步来保持相对稳定的能量储备和体重的平衡，而能量储备状况则由中枢神经系统感知，以垂体信号的强弱来调节能量的摄入和消耗；当体重低于"调定点"时，机体能量的消耗迅速下降，食物摄入量增加。而下丘脑是"调定点"所在的调节部位，在调节体重方面起着重要的作用，若损毁下丘脑内侧可刺激体重"调定点"，产生食欲亢进，从而造成肥胖。因此，肥胖被认

---

① FIELD C J, et al. Changes in circulating leukocytes and mitogen response during very low energy all-protein reducing diets[J]. Am J Clin Nutr, 1991(54):123-129.

② 曾莉，房宜军. 超重与肥胖的产生机制及研究进展[J]. 宁体育科技，2006，28(2)：39-41.

③ 刘旭东，刘燕萍，高新友. 超重与肥胖发生的可能机制与控制手段[J]. 西安体育学院学报，1999，16(2).

④ 赵原. 超重与肥胖的成因、危害及减肥手段[J]. 柳州师专学报，2001，16(4).

为是体重"调定点"与摄食和组织代谢的联系环路中出现异常导致的。[①]

(三)饮食因素

饮食过度导致体内能量过剩，从而转化成脂肪蓄积起来是引起超重/肥胖的一个重要原因。在工业发达国家，超重/肥胖患病率远远高于不发达国家，其原因之一是发达国家中人们的能量和脂肪摄入（尤其是饱和脂肪的摄入量）大大高于不发达国家。[②]　随着我国经济的发展，人们的膳食模式发生了很大变化，高蛋白、高脂肪食物的消费量大增，能量的总摄入往往超过能量消耗。[③]　与我国传统的膳食模式相比，人们摄入的富含高能量的动物性脂肪和蛋白质增多，而谷类食物减少，富含膳食纤维和微量营养素的新鲜蔬菜和水果的摄入量却偏低，从而导致体内能量过剩，转化成脂肪蓄积起来。张舒凤等的研究表明，日主食量大及食盐口味重是导致超重/肥胖的重要危险因素，因为这都会导致总能量摄入的增加。[④]　另有研究证明，含脂肪多而其他营养素密度低的膳食，引起肥胖的可能性最大。[⑤]　因此，限制总能量和脂肪摄入量是控制体重的基本措施。

此外，进食行为也是影响肥胖发生的重要因素。不吃早餐常会导致午餐和晚餐摄食增加，从而导致一天的食物总量增加。同时，晚上吃得过多而运动相对较少，会使多余的能量在体内转化为脂肪储存起来。再者，肥胖者的进食速度一般较快，而慢慢进食时，传入大脑摄食中枢的信号可使大脑做出相应调节，较早出现饱足感而减少进食。

(四)运动因素

运动可以消耗一定的能量，从而保持能量摄入与消耗之间的平衡。有研究

---

　①　王业玲.运动对上海市成年超重/肥胖者身体形态和心血管机能的影响[D].上海：上海体育学院，2010.

　②　WHO，NUT，NCD. Obesity：preventing and managing the global epidemic，report of a WGO consultation on obesity[R]. Geneva，1997：3-5.

　③　吕姿之.健康教育与健康促进[M].北京：北京医科大学出版社，1998.

　④　张舒凤，马维娅，李正军.肥胖的危险因素与相关疾病关系的探讨[J].武警医学，2005，16(3)：16-167.

　⑤　薛长勇.肥胖和膳食的关系及其膳食治疗[J].现代康复，2001，5(9)：10-11.

表明,不运动或运动较少是许多大学生超重/肥胖的重要原因之一。在成人和儿童人群中,超重和肥胖现象在不锻炼或较少参加锻炼的人群发生的概率较高。①

一般来说,经常锻炼的人中止锻炼或减少运动量都会引起肥胖,如运动员停止训练、演员中止练功,或经常锻炼的人突然停止锻炼,都会引起体重增加;随着年龄的增长,体力劳动的减少,以及机体新陈代谢的降低,肥胖的状况也会显著增多;这些事实证明,运动过少,热量消耗就会减少,多余的热量将转化为脂肪储存在体内,导致肥胖。一方面,目前国内的运动条件、人们对于运动的认识及参与运动的人数还远远落后于发达国家,加之一些传统观念的影响,在一定程度上减少了能量的消耗;另一方面,人们摄入的能量并未减少,日常活动日趋缓慢、慵懒,导致脂肪堆积,从而助长了肥胖的发生。经常参加锻炼者与不经常锻炼者相比,静息代谢率升高,在进行同等能量消耗的运动时,经常锻炼者能更多地动员和利用体内储存的脂肪,更有利于预防超重和肥胖。

(五)其他因素

影响肥胖的因素还有社会因素、环境因素、心理因素、生活方式等。目前,人们的物质享受观念发生转变,形成了很多错误的观念,如追求物质享受,大吃大喝而轻视体育锻炼,结果导致超重和肥胖。另外,随着信息化时代的到来,更多的人群长时间坐在电脑前,不但引发了一系列"办公室综合征"或"电脑综合征",而且肥胖人数直线上升。有部分人选择"吃喝"来发泄情绪,这都是引起饮食过量而导致肥胖的原因。

棕色脂肪功能低下,造成能量分解障碍;某些神经肽可增加食欲;并且肥胖时,会出现骨骼肌胰岛素受体结合力下降,发生胰岛素抵抗,使能量储存转化为脂肪组织;②不良生活习惯也可促使肥胖的发生。近年来,随着分子生物学技术以及基因工程技术的发展,出现了蛋白分子和病毒可能导致肥胖的新论点,尤其是肥胖基因克隆,这一突破性进展为人类对肥胖的研究拓宽了道路。

---

① 黄小民.肥胖的成因、危害及减肥手段[J].湖北体育科技,2009(4).
② 杨锡让.实用运动生理学[M].北京:北京体育大学出版社,1998.

四、超重/肥胖的测量方法

到目前为止,对于超重/肥胖的划分还没有统一的标准,不同的方法测出的结果会有所差异,陈晓云等学者综述了不同的测量方法。[①]

(一)人体测量学指标

1.身高折算法

曾经较流行的超重/肥胖标准,是将身高(cm)减去 105 作为标准体重,超过标准体重 20%,即属超重/肥胖。该法精确度不高,不能衡量局部体脂。有学者专家指出,超重/肥胖是脂肪问题,而不是体重问题,所以根据体重来考虑是否属于超重/肥胖有一定的片面性。

2.体重指数测量法

体重指数(body mass index,BMI)定义为实际体重千克数除以身高米数平方得出的数字(单位:kg/m^2),该法是 WHO 推荐的国际统一使用的肥胖分型标准参数。体重指数测量法对于衡量超重/肥胖非常可靠,其可靠系数超过 0.9,非常适用于临床研究。1997 年,WHO 公布 18.5≤BMI≤24.9 为正常体重、25≤BMI≤29.9 为超重、BMI≥30 为肥胖。2000 年,有专家提出对于亚洲人来说,18.5≤BMI≤22.9 为正常体重、23≤BMI≤24.9 为超重、BMI≥25 为肥胖。中国肥胖问题工作组 2002 年提出中国成人判断超重和肥胖程度的界限值,即24≤BMI≤27.9 为超重、BMI≥28 为肥胖。该方法的特点是受身高的影响较小,局限性在于不能反映局部体脂的分布情况。当前,我国判定超重/肥胖多用该标准,因为该标准易于应用,具有科学性,且便于国内外的比较和研究。

3.脂肪测量法

脂肪测量法是脂肪度的测定比较准确的方法,通常是用卡尺的两头夹住身体的特定部位来进行测量。男子通常测量腹部和背部,女子则测量下腹部及臀腿部,经测量达到 2.5 厘米为轻度超重/肥胖,10 厘米以上为重度超重/肥胖。此种方法一般要求使用专门的仪器,所以,基层实践中较少选用。

---

① 陈晓云,杨庚明.肥胖测量方法的评估及治疗现状[J].医学综述,2003,9(4):234-236.

4.腰臀比测量法

腰臀比(waist hip rate,WHR)是腰围和臀围的比值,是判定中心性肥胖的重要指标。腰围是取被测者髂前上棘和第十二肋下缘连线中点,水平位绕腹一周,皮尺应紧贴软组织,但不压迫,测量值精确到0.1厘米;臀围为经臀部最隆起部位测得的身体水平周径。WHR是早期研究中预测肥胖的指标。WHR越小,说明越健康。腰围尺寸大,表明脂肪存在于腹部,是危险较大的信号;而一个人臀围大,表明其下身肌肉发达,对人的健康有益。当男性WHR>0.9、女性WHR>0.8时,可诊断为中心性肥胖。但其分界值随年龄、性别、人种不同而异。

5.腰围测量法

腰围(waist circumference,WC),是指经脐点的腰部水平围长,是反映脂肪总量和脂肪分布的综合指标。目前公认腰围是衡量脂肪在腹部蓄积(即中心性肥胖)程度的最简单、实用的指标。脂肪在身体内的分布,尤其是腹部脂肪堆积的程度,与肥胖相关性疾病有更强的关联。在BMI并不太高时,腹部脂肪增加(腰围大于界值)是独立的危险性预测因素;同时使用腰围和BMI可以更好地估计与多种相关慢性疾病的关系。中国肥胖问题工作组建议,对中国成人来说,男性腰围85厘米、女性腰围80厘米为腹部脂肪蓄积的界限。

(二)密度测量法

最常用的密度测量法为水下称重法和皮褶厚度法。

1.水下称重法

水下称重:该法是测量体脂的“金指标”,它根据阿基米德的浮力原理,把人体大致分成脂肪和非脂肪两部分,脂肪的比重较低,为0.9克/厘米^3,非脂肪的比重为1.1克/厘米^3。人体在水下称重时,去脂后体重较多的人的水下体重较重,而身体密度高。依据公式求出人的体积和密度,进而得出体脂含量。该法测量结果准确,最大误差为体脂的2%～3%,但耗时多,所用仪器不方便携带。

2.皮褶厚度法

皮褶厚度法:通常的测定部位为肱二头肌区、肱三头肌区、肩胛下区、腹部、腰部等处。该法是一种简单、经济的测量方法,已被广泛地应用于临床和一些流行病学调查,但受试者的肥胖部位、皮肤松紧度、皮肤厚度及测量者的手法均会影响测量结果。

（三）超声检测

脂肪组织含水量少,声速比其他组织低,与相邻的皮肤肌肉组织的回声特性有明显差异,可从声像图上分辨脂肪组织的边界,并测量厚度。优点:无创、价廉、简便,可测量总体脂及局部体脂,与计算机断层扫描(CT)检测的相关性较好。缺点:稳定性稍差,受检查者的经验和手法影响。

（四）双能 X 线吸收法

通过 X 线衰减程度的差异间接计算出体内非脂肪组织、脂肪组织和骨矿物的含量。优点:安全、方便、精确度高。缺点:只适用于体重小于 150 千克(约330 磅)的个体,且价格昂贵,不能测量局部体脂。

此外,测量方法还包括计算机断层扫描(CT)、磁共振(MR)成像、同位素释法、生物电阻抗法、整体电传导、中子激活法、红外线感应法等。其中,人体测量学指标中的 BMI、腰围和腰臀比由于其准确性高、测量方法简单、费用低等原因已在临床及研究中广泛应用。本研究中的身体形态测量指标就包括 BMI、腰围、腰臀比、体脂百分比等。

第二节　超重/肥胖的研究现状

一、国外超重/肥胖病研究现状

BMI 指数(body mass index,即身体质量指数,简称体质指数或体重指数),是用体重千克数除以身高米数的平方得出的数字。目前,肥胖通常被定义为BMI 指数等于或高于 30;超重被定义为 BMI 指数为 25~29.9。

随着工业化和城市化的不断加深,超重/肥胖者的发病率和死亡率也不断地升高。21 世纪首要的健康问题就是预防和治疗超重/肥胖。英国《柳叶刀》杂志网站曾刊登了一篇有关肥胖的研究报告:《疾病的全球负担研究》。该报告称,如今,全球有 1/3 的人超重或肥胖。这已经成为一个全球性问题,无论穷国或富国,无一幸免。

世界卫生组织于 2015 年 1 月公布的数据显示,1980 年以来,世界肥胖症人数增长了近一倍;2014 年,18 岁及以上的人中有超过 19 亿人超重,其中 6 亿人肥胖;2014 年,18 岁及以上的人中有 39%的人超重(男性 38%,妇女 40%),13%的人肥胖;2013 年,4200 万 5 岁以下儿童超重或肥胖;大多数国家,死于超重和肥胖的人数大于死于体重不足的人数。①

根据美国健康信托机构与罗伯特·伍德·约翰逊基金最新调查,美国 2013 年 6 个州肥胖率有所上升,没有一个州肥胖率下降。20 个州成年人肥胖率超过 30%,42 个州肥胖率在 25%以上。密西西比州与西弗吉尼亚州肥胖率甚至超过 35%。调查还发现,75%的非洲裔美国人超重,白人超重比率为 67.2%。年收入在 1.5 万美元以下的美国人肥胖率为 1/3,年收入在 5 万美元以上美国人肥胖率为 1/4。②

欧盟统计局于 2011 年 11 月 26 日公布的调查显示,英国成为女性肥胖率最高的欧洲国家。尤其是在 18~24 岁的英国女孩中,每 4 人就有 1 人体重超标,超重女孩的健康状况令人担忧。据英国广播公司报道,这项调查涉及 19 个欧洲国家,结果发现将近 1/4 的英国女性(23.9%)在 2008—2009 年间被记录为肥胖。此外,英国男性中 22%的人肥胖,男性肥胖率仅次于马耳他。在英国之后,女性肥胖率排名依次是马耳他(21.1%)和拉脱维亚(20.9%)。在英国和马耳他之后,男性肥胖率位居第三的是匈牙利,有 21.4%的肥胖男性;接下来是捷克,男性肥胖率为 18.4%。而罗马尼亚女性肥胖率只有 8%,男性肥胖率只有 7.6%。此外,意大利、保加利亚和法国的女性肥胖率也比较低。③

法国、俄罗斯、澳大利亚、日本、科威特、巴西、芬兰等国家也有类似情况发生,且呈现低龄化趋势。因此,超重/肥胖现象已风靡发达国家,如果不采取相应的干预措施,其带来的危害将会越来越严重。

---

① 世界卫生组织. 肥胖和超重[EB/OL].[2015-08-01]. http://www.who.int/mediacentre/factsheets/fs311/zh/.

② 美国各州肥胖率创历史新高[EB/OL].(2014-09-06)[2015-08-01]. http://finance.sina.com.cn/world/20140906/103420231279.shtml.

③ 葛元芬. 英国肥胖率在欧洲"数一数二"[EB/OL].(2011-11-28)[2015-08-01]. http://news.xinhuanet.com/2011-11/28/c_122346437.htm

Caterson 曾指出,超重/肥胖是一个全球公共健康问题,至今仍没有一个满意的治疗方法。① 欧美等发达国家的超重/肥胖发病率很高,发展中国家尤其是亚洲一些国家和一些太平洋岛国,超重/肥胖发病率也在迅速上升,与超重/肥胖相关的疾病发病率也呈上升趋势。

近 30 年来,人类对 BMI 指数异常问题的研究越来越普遍和深入。在美国、日本等国的人群中,超重/肥胖人数不断增加,超过 BMI 正常指数的现象日益严重,使超重/肥胖逐步成为社会问题。许多研究表明,成人期发生的心脏病、高血压、糖尿病等与儿童青少年超重/肥胖密切相关。② 儿童 8 岁以后仍为超重/肥胖者,80％以上至成人可为永久性超重/肥胖。③ 另外,根据中国肥胖问题工作组的研究,体重指数(BMI)超过 24,发生与超重/肥胖相关的心血管疾病的可能性达 0.6％;体重指数超过 28,发生与超重/肥胖相关的心血管疾病的可能性达 90％。④ 超重/肥胖不仅影响人的体形美,而且与某些疾病紧密地联系在一起,是损害健康的先兆。世界卫生组织把超重/肥胖定义为过多脂肪在体内积累引起健康损害程度的一种慢性非传染性疾病。⑤ 有关研究表明,至少有 32 种疾病与超重/肥胖有关。⑥ 随着人们生活条件的不断改善,超重/肥胖发生率急剧增加,特别是青少年的超重/肥胖发生率居高不下,已成为严重的社会问题。

发达国家的人们有着丰富的物质生活,饮食中高脂肪的摄入,活动量的减少等,造成营养过剩,导致超重/肥胖。1985 年,美国健康、体育、娱乐、舞蹈联盟(AAHPEER)首先开发出了"与健康相关的体质测验"。AAHPEER 对该测验进行了进一步的修改完善,并将该测验命名为"最佳身体测验",同时将体质测验划分成"与健康相关的体质测验"和"与运动相关的体质测验",这两种体质测验都介绍了对各指标进行实验室测验的方法。日本每年五六月份在全国范围

---

① CATERSON I D. Management strategies for weight control, eating, exercise and behavior[J]. Drugs, 1990,39(13):20-32.

② 陈春明. 肥胖防治刻不容缓[J]. 中华预防医学杂志,2001,35(5):1-3.

③ ZAMETKIN A J, ZOON C K, KLEIN H W, et al. Psychiatric aspects of child and adolescent obesity: a review of the past 10 years[J]. J Am Acad Child Adoles Psychiatry, 2004,43(2):134-150.

④ 向红丁. 肥胖与代谢综合征——中国之现状[J]. 现代康复,2001,5(7):12-14.

⑤ 杨锡让,傅浩坚. 实用体育健康医学[M]. 北京:北京体育大学出版社,1995:97.

⑥ 邓树勋. 运动生理学[M]. 北京:高等教育出版社,1999:421.

内对国民进行统一的体力测定,然后由文部省根据测定数据写出体质测定报告向全国公布。日本还公布了评定体质的各项标准,以便于人们选择适宜的"运动处方",进行针对性很强的身体锻炼。虽然各国对此方面的科学研究不断,但对超重/肥胖的干预研究还不够深入。

二、国内超重/肥胖病研究现状

我国自改革开放以来的繁荣经济,带来了更闲适的生活方式,体力劳动、走路骑车少了,驾车旅游、玩电脑的多了。根据相关调查,我国目前拥有的超重人群至少 2 亿~3 亿,肥胖人数也已达到 6200 万,占全球的 9%,居于全球第二。城市成年人体重超重者已接近 40%,城市中小学生超重/肥胖儿比例已经超过20%,中国超重/肥胖症患者的增加速度已经超过某些发达国家。① 在城镇或农村人群中,出现超重/肥胖问题的人数不断增加,除遗传因素外,更多的是后天原因造成的。南通大学体育科学学院丁花阳在《肥胖大学生与体育及其运动的相关分析》一文中指出:"超重/肥胖大学生综合体育能力明显低于正常体重大学生。体育能力受体育意识和体育行为的影响,超重/肥胖学生的体育意识较差,参与体育锻炼的时间较少,相应地接触体育项目就相对减少;同时又因为自身体型原因,参与运动水平也相对较差;加之多年的应试教育,忽视对超重/肥胖学生体育能力的培养;生活习惯不良,意志品质较差,对改变自身体型没有信心,这些都直接严重影响了超重/肥胖学生体育能力。"②

巢湖学院鲁琦、吴本连在《浅析有氧运动与减肥的关系》一文中指出:"超重/肥胖是由多种因素产生的,当然减肥的方法也是多种多样的。在当今比较流行的减肥法中,大部分方法并不能真正达到减少体内脂肪的目的。通过资料分析等方法进行生物学分析,有氧运动减肥,可通过利用其供能特点,改变体脂含量等,从而达到减肥的目的。因此,长期坚持有氧运动是目前较合理、有效的方法。但是有氧运动的具体实施要科学,唯有这样才能达到最理想的效果。"③

---

① 全球近三成人口超重或肥胖 中国排名第二仅次于美国[EB/OL].(2014-05-30)[2015-12-10]. http://www.guancha.cn/life/2014_05_30_233871.shtml.
② 丁花阳.肥胖大学生与体育及其运动的相关分析[J].湖北体育科技,2008(6):27-28.
③ 鲁琦,吴本连.浅析有氧运动与减肥的关系[J].安徽体育科技,2005(4):86-88.

据相关文献检索反映,国内对各类人群的健康方面的研究较多,但对超重/肥胖问题的干预研究较少,而针对高等院校超重/肥胖学生的干预研究更少。

三、现代减肥方法的研究现状

(一)控制饮食

1.节食的方法

各学者所使用的饮食方案不一。早期单纯控制饮食,甚至禁食的方法并发症多,且减肥效果不确定。甚至有学者提出,节食可能反而造成脂肪细胞数量增加。目前认为,节食减肥的关键是限制糖和脂肪的摄取。减肥食谱应为高蛋白、低脂肪、低糖的膳食,同时要保证各种营养素齐全,避免产生营养素缺乏症。控制饮食要从合理营养角度出发,不能盲目、无限制地节食,也不能控制机体的摄水量。每日三餐的饮食量应合理安排,早餐吃好吃饱,中餐减少,晚餐更少,不加夜餐。较合理的节食进程,应是每周减体重1千克左右。

2.节食的弊端

饮食控制法在短期内可使体重减轻,效果显著。但体重减轻的同时瘦体重也下降,而且节制饮食会造成安静基础代谢率(RMR)的下降,这种减肥的效果可能会因为人体 RMR 降低而被抵消。单纯饮食疗法还会伴有一系列的副作用,如营养不良、免疫力下降以及胆结石等。[①] 因此,单纯饮食控制减体重不宜长期应用,尤其肥胖儿童,正处于生长发育期,不能对他们进行严格的饮食控制,执行期间应有严格的医务监督。

(二)有氧运动减肥

1.运动项目与运动方法

运动包括有氧运动和肌肉练习。一般,有氧运动选用长时间动力性、大肌群参与的项目,如徒步、慢跑、游泳、自行车、跳绳、有氧舞蹈、登山等。肌肉练习是锻炼肌肉、提高肌肉耐力的项目。选择项目时,可以根据脂肪分布特点来定。

---

① 李娜.大学生抑郁情绪与体育锻炼干预实验[J].体育学刊,2001(4).

若脂肪主要分布在腹部,可以选用仰卧起坐、抗阻抬腿等练习方式;若脂肪多分布在肩、胸背、四肢等部位,则练习方式应有所不同。

运动的总能耗量取决于运动的特点(如方式、强度、持续时间、频度)和参与者的个体特点(如体形和健康水平)。对于减肥来说,运动的量比运动的强度更有意义。应采用大肌肉群参加的、有节奏的运动方式,如跑步、走、游泳、骑车等。[①] 从较低运动强度开始(50%最大摄氧量、60%最大心率),随个体对运动的适应逐渐增加强度,每次运动持续时间 30～60 分钟,每周至少运动 3 次。

2.运动疗法的评价

在各种类型的运动中,有氧运动对人体内脂肪代谢的影响最为明显。有氧运动可以直接影响脂肪组织中脂肪细胞的体积和代谢特点,也可以影响血浆脂肪代谢,降低血浆中甘油三酯的浓度,还可以影响骨骼肌对脂肪酸的氧化利用。有氧运动可使肥胖者的胰岛素受体结合力降低,引起儿茶酚胺和肾上腺皮质激素分泌增加,胰岛素分泌减少,促使脂肪水解过程中的限速酶、甘油三酯酶、细胞色素 C 氧化酶及柠檬酸合成酶活性增加。这些酶与脂肪的摄取、活化和动用有关,酶活性的提高会加速脂肪的分解。[②]

运动减肥的效果是肯定的,而且能在体重降低的同时保持瘦体重不变,甚至瘦体重增加,使身体成分发生良好的变化。这正是运动减肥优于其他减肥手段的地方。即使不减轻体重,运动也会减少肥胖并发症,可以改善心血管、呼吸及消化系统的功能,有学者认为这比减肥更重要。但运动减肥见效慢,不易于长期坚持,还存在个体间敏感性差异,而且停止运动后体重会反弹。应当指出,运动不可避免地会造成损伤发生率的增高。[③]

(三)医学减肥

1.药物减肥

目前,常见的药物减肥类型包括:①食欲抑制剂减肥,主要是通过下丘脑食

① 何玉秀.系统运动减肥过程中血胰岛素水平的改变[J].体育科学,1998,18(3):75-78.

② 雷霖,王建平,张亮,等.北京女大学生瘦身倾向的影响因素[J].中国心理卫生杂志,2005(3).

③ 范存欣,王惠苏,马绍斌,等.女大学生减肥行为及其认知现状调查[J].预防医学论坛,2012(7).

欲中枢影响进食行为。②加速代谢的激素类药物减肥,主要通过补充外源性的激素,加速人体的代谢过程。③影响消化吸收的药物减肥,主要是通过对胃肠道的负面影响,减少能量与营养的吸收,增加饱腹感以及影响胃肠道激素释放等。

药物在减肥中仅具有有限效益。目前最好的食欲抑制药物芬氟拉明,最多仅能降低患者体重的1/10,而且减肥过程中,体重的下降还以水分的丢失为主。可见,药物减肥只是减重,并没有达到减去体内多余脂肪的目的。因此,单纯的药物减肥前景并不乐观。

2.针灸减肥

针灸减肥主要是采用耳针、体针、灸法、梅花针、芒针五种方法,来达到减肥的目的。其中以耳穴埋针、耳穴压豆最为常用。但针灸减肥法往往由于人们不能长期坚持而影响疗效。

3.脱水减肥

脱水减肥主要是通过穿不透气的衣服进行运动,使人体大量排汗,以达到减轻体重的目的。用脱水的方法减体重,可使体内的水分、脂肪和蛋白质等成分丢失。减速越快,则体内水分的损失量越多。因此,对于非运动员来讲,脱水减肥法是不可取的。

4.外科减肥

外科减肥主要是借助手术进行减肥。国内外医学专家所采用的外科减肥方法主要有吸脂术、空回肠分流术、胆囊—胰液改道术等。大量的实验证明,通过外科减肥法进行减肥,术后常会出现胃肠不适、急性肝衰竭、关节炎和多种营养缺乏等症状。因此,外科手术减肥法并未受到广大减肥者的青睐。

5.行为疗法

20世纪60年代,Ferster首次用行为疗法治疗肥胖者的过食行为,该法逐渐演变成了"饮食控制＋运动＋行为矫正"的综合疗法。此法降体重温和持续,效果稳定,而且有助于养成健康、科学、有益的生活习惯。①

---

① 徐波.体育锻炼缓解研究生抑郁和焦虑和研究[J].广州体育学院学报,2002(3).

四、现代综合减肥策略

现代减肥理念认为,减肥是需要采取综合措施并结合社会因素形成切实可行的策略的过程。[①] 美国专家将该过程归纳为 5 个不同含义的字母:L——改变生活方式(lifestyle);E——锻炼(exercise),即有氧活动;A——转变态度(attitude),克服急于求成的侥幸心理,抵制不良诱惑;R——人际关系(relationship),获得长辈和同伴支持,以利坚持;N——营养(nutrition),选择营养丰富而热能较低的食物。这些字母顺序排列,构成英文单词"LEARN"(学习),减肥本身就是一个学习知识和生活技能的过程。这种策略从宏观角度看待肥胖问题,将减肥从被动的接受治疗升华为积极向上的社会发展导向,无疑是科学有效的。

人们对肥胖及减肥的研究由来已久,并在许多方面取得了一定成就。但肥胖问题却始终没有得到根本的解决,反而随着社会的发展有越来越复杂的趋势,肥胖已经成为人们不得不认真面对的社会问题。以往单从生理角度研究治疗肥胖,只为现代减肥策略提供了理论依据。

随着研究的深入,人们渐渐发现心理和社会因素的重要性。早期"Minnesoda 半饥饿实验"应该是最早的"减肥训练营",那时就有学者注意到受试者所面临的心理压力,而对该方法在普通人群中的实施产生怀疑。Foreyt 在其社会人群体重控制与营养教育计划关系的研究中,已经涉及减肥与社会环境的关系。Cameron 等在对肥胖者自主行为习惯改变的研究中也发现学习和主动意识的重要性。可见,肥胖与减肥是涉及生理、心理和社会因素的综合问题,需要采取宏观的策略性方式去解决。

首先,应该在全社会范围内展开健康知识宣教和减肥行为指导,形成"减肥并不仅仅是肥胖者的问题"的环境。

其次,有必要形成广泛的定期肥胖普查制度和固定的健康教育法规,并作为政府的政策实施,加强社会监督。这样不仅可以使现代减肥策略切实可行,更重要的是能够形成健康的社会发展方向。

---

① 孙莉娟,康玉华. 当前美国对减肥问题的研究和展望[J]. 北京体育师范学报,1997(9).

第三节　超重/肥胖对人体的危害

超重/肥胖不但威胁到人们的生活质量,而且还与许多疾病有着密切关系。肥胖是心血管病的危险因素,还与高血压、心脏病、中风、2型糖尿病和血脂异常等都有关①②。除去这些代谢和心血管紊乱,肥胖病人还经常患有关节疾病和呼吸紊乱。因此肥胖被WHO认定为影响健康的第五大危险因素。③ 到目前为止,慢性病死亡人数已占我国总死亡人数的2/3以上,④而肥胖症则是导致许多慢性病发病和引起死亡的一个关键因素。研究发现,BMI>30的人与BMI在23.5～24.9的人相比,男性死亡的相对危险度为2.58,女性为2.00。⑤ 鉴于肥胖的危害如此之大,对肥胖的研究已成为世界关注的热点。

一、超重/肥胖与慢性病

(一)心血管疾病

1.高血压

在肥胖所引起的并发症中,高血压是最常见的一种。美国第三次全国健康和营养状况调查显示,BMI和高血压之间有密切的关系,随访研究证实,肥胖男

---

① ALLISON D B, FAITH M S, HEO M, et al. Meta-analysis of the effect of excluding early deaths on the estimated relationship between body mass index and mortality [J]. Obes Res, 1999, 7(7):342-354.

② MACKAY J, MENSAH G A, MENDIS S, et al. The atlas of heart disease and stroke[J]. Geneva:WHO, 2004(5-6).

③ WHO, NUT, NCD. Obesity:preventing and managing the global epidemic, report of a WGO consultation on obesity[R]. Geneva, 1997:3-5.

④ ④中国肥胖问题工作组.中国成人超重和肥胖症预防与控制指南(节录)[J].营养学报,2004,26(1):1-4.

⑤ PEETERS A, BARENDREGT J J, WILLEKENS F, et al. Obesity in adulthood and its consequences for life expectancy:a life-table analysis[J]. Ann Intern Med, 2003, 138 (2):24-32.

性中35%的人患高血压,肥胖女性患高血压的概率更高。① 另有研究显示,BMI>30的妇女患高血压的相对危险度是BMI为21的妇女的4倍。② 高血压是老年人群中患病率最高的慢性病,在我国,随着超重/肥胖人数的增加,老年人高血压的患病率也与日俱增。③ 因此,超重/肥胖是高血压重要的危险因素。研究发现,对高血压人群进行饮食控制后,随着体重的下降,其血压也明显下降。④ 因此,科学饮食、控制体重,对降低高血压的发病率具有重要意义。

2.心脏病

肥胖与许多心脏功能异常都有关系。在美国人群中做的一项研究显示,在不同性别、种族和社会经济状况下,随着BMI的增加,心脏病、糖尿病、高血压和高胆固醇血症都显著增加。⑤ 肥胖能够加速冠状动脉硬化。研究显示,美国BMI>29的妇女形成冠状动脉疾病的风险是BMI<21的妇女的3.3倍⑥,WHR>0.92的人患冠心病的风险比腰臀比在正常范围的人高2倍⑦。对我国10个人群的前瞻性研究也显示,BMI增高是冠心病发病的独立危险因素,冠心病事件(指急性心肌梗死、冠心病猝死和其他冠心病死亡)的发病率随BMI的上升而增高。⑧ 由此可知,肥胖是促使冠心病形成的重要因素之一。

---

① BAIK I, ASCHERIO A, RIMM E B, et al. Adiposity and mortality in men[J]. Am J Epidemiol, 2000,152(3):264-271.

② HUANG Z, WILLET W C, MANSON J E, et al. Body weight, weight change, and risk for hypertension in women[J]. Aim Intern Med, 1998,128(4):81-88.

③ FLEGAL K M, CARROLL M D, OGDEN C L, et al. Prevalence and trends in obesity among US adults[J]. JAMA, 2002, 288(14):1723-1727.

④ 郑金仕,朱俊真.少儿期血压偏高和肥胖与成年人高血压关系的研究[J].河北医药,2001,23(10):777-779.

⑤ PAERTAKUL S, LOVEJOY J C, RYAN D H, et al. The relation of gender, race and socioeconomic status to obesity and obesity comorbidities in a sample of US adults[J]. Int J Obes Relat Metab Disord, 2002, 26(12):1205-1210.

⑥ MANSON J E, WILLET W C, STAMPFER M J, et al. Body weight and mortality among women[J]. NEJM, 1995, 333(6):677-685.

⑦ LAKKA H M, LAKKA T A, TUOMILEHTO J, et al. Abdominal obesity is associated with increased risk of acute coronary events in men[J]. Eur Heart J, 2002,23(6):703-706.

⑧ 赵连成,武阳丰,周北凡,等.体质指数与冠心病、脑卒中发病的前瞻性研究[J].中华心血管病杂志,2002,30(7):430-433.

3.中风

虽然许多研究已经显示肥胖和中风之间有一定关系,但它们之间的确切关系还是有争议的。对美国 21414 名女医生做的前瞻性研究显示,随着 BMI 的增加,缺血性中风和出血性中风的概率都会增加,但是 BMI 却与出血性中风的严重程度成负相关,尤其是蛛网膜下腔出血。[①] 另一个对韩国 234863 名男士的前瞻性研究也显示,BMI 增高是导致缺血性中风和出血性中风的危险因素,但是蛛网膜下腔出血与 BMI 没有显著性关系。[②] 另有研究强调,年轻人腹型肥胖是缺血性中风的独立危险因素,其危险度比 BMI 升高还要强。[③]

(二)胰岛素抵抗和 2 型糖尿病

胰岛素抵抗和 2 型糖尿病在肥胖症患者身上是极易见到的疾病。有研究表明,男性腰围＞102 厘米,女性腰围＞88 厘米;或者男性高密度脂蛋白浓度＜40 毫克/分升,女性高密度脂蛋白浓度＜50 毫克/分升;或者血压＞130 毫米汞柱/85 毫米汞柱(收缩压/舒张压),就极易导致胰岛素抵抗,[④]而这些指标在肥胖患者身上是很常见的。因此说,肥胖是胰岛素抵抗的危险因素,而胰岛素抵抗就导致糖尿病。因此,肥胖,尤其是中老年人的肥胖,往往与糖尿病并存。此外,随着肥胖程度的加重,糖尿病的患病率也越来越高。[⑤][⑥]糖尿病可引起多

---

① KURIH T, GAZIANO J M, BERGER K, et al. Body mass index and the risk of stroke in men[J]. Arch Intern Med, 2002,162(8):255-2562.

② SONG Y M, SUNG J, SMITH G D, et al. Body mass index and ischemic and hemorrhagic stroke: a prospective study in Korean men[J]. Stroke, 2004, 35(9):831-836.

③ SUK S H, SACCO R L, BODEN-ALBALA B, et al. Abdominal obesity and risk of ischemic stroke: the Northern Manhattan stroke study[J]. Stroke, 2003, 34(7): 1586-1592.

④ NATIONAL INSTITUTES OF HEALTH. Third report of the national cholesterol education program expert panel on detection, evaluation, and treatment of high blood cholesterol in adults publication. Washington DC: US Government Printing Office, 2001.

⑤ NATIONAL INSTITUTES OF HEALTH, NATIONAL HEART LUNG, AND BLOOD INSTITUTE. Clinical guidelines on the identification, evaluation, and treatment of overweight and obesity in adults: the evidence report[R]. 1998.

⑥ PIETILAINEN K H, VIRTANEN S M, RISSANEN A, et al. Diet, obesity and metabolic control in girls with insulin dependent diabetes mellitus[J]. Arch Dis Child, 1995, 73(5):398-406.

种并发症,严重影响着人们的生活质量。因此,控制体重,还可以降低糖尿病的发病危险。

(三)血脂异常

与肥胖相关的血脂异常在肥胖患者形成动脉粥样硬化和心血管疾病中起着重要的作用。Dowling 等的研究表明当病人的腰臀比很高时,其血浆中就会出现明显的甘油三酯增高、高密度脂蛋白降低的现象[1],这些都极易导致动脉粥样硬化。肥胖对低密度脂蛋白水平的影响还不是很清楚。有研究表明,肥胖的年轻人与体重在正常范围内的年轻人相比,低密度脂蛋白浓度增加,但是对于中老年人而言,该差别却很小。[2] 对我国 24 万人群数据的汇总分析显示,BMI≥24者的血脂异常检出率为 BMI<24 者的 2.5 倍,BMI≥28 者的血脂异常检出率为 BMI<24 者的 3.0 倍,腰围超标者高甘油三酯的检出率为腰围正常者的 2.5 倍。[3] 因此,肥胖与血脂异常有很强的相关性。

(四)胆囊疾病

胆囊疾病与肥胖也有一定的相关性。Ruhl 等的研究表明,肥胖女性与正常体重的女性相比,其患胆囊疾病的风险至少高出 2 倍。对男性来讲,这种相关性稍差一点,但是中心性肥胖,不管男性还是女性,都与胆囊疾病有强相关。[4] Csendes 等对 125 名肥胖病人做的前瞻性研究表明,肥胖者胆囊结石的患病率

---

① DOWLING H J, PI-SUNYER F X. Race-dependent health risks of upper body obesity[J]. Diabetes, 1993, 42(3):537-543.

② DENKE M A, SEMPOS C T, GRUNDY S M. Excess body weight, an under recognized contributor to high blood cholesterol levels in white American men[J]. Arch Intern Med, 1993,153(7):1093-1103.

③ 中国肥胖问题工作组数据汇总分析协作组. 我国成人体重指数和腰围对相关疾病危险因素异常的预测价值:适宜体重指数和腰围切点的研究[J].中华流行病学杂志, 2002, 23(1):5-10.

④ RUHL C E, EVERHART J E. Relationship of serum leptin concentration and other measures of adiposity with gallbladder disease[J]. Hepatology, 2001, 34(7):877-883.

较高(30.4％)[1]，而胆结石患者的胆囊感染率增加，容易引起胆绞痛和急性胰腺炎[2]。因此，合理饮食、加强运动、控制体重，也是降低胆囊疾病患病率的一种有效途径。

(五)骨关节病

在肥胖的中老年女性中，有许多人存在着运动功能障碍，导致这一障碍的主要原因就是膝关节疼痛和负重关节的骨关节病。[3] 骨关节病更倾向于发生在肥胖者身上。美国第一次全国健康和营养状况调查显示，BMI 在 30～35 的妇女患膝关节炎的风险是 BMI<25 的妇女的 4 倍。[4] 因此，控制体重，还可以降低骨关节病的发生率。

(六)呼吸疾病

在肥胖患者中，有两种呼吸紊乱最常见：一是阻塞性睡眠呼吸暂停(OSA)；二是肥胖低通气综合征(OHS)。

1.阻塞性睡眠呼吸暂停(OSA)

OSA 与肥胖也有密切的关系。OSA 在人群中的流行随种族和地区不同而有很大的差异，男性患病率为 5％～58％，女性则为 10％～37％。[5] Resta 等的

---

① CSENDES A，BURDILES P，SMOK G，et al. Histologic findings of gallbladder mucosa in 87 patients with morbid obesity without gallstones compared to 87 control subjects [J]. J Gastrointest Surg，2003，7：547-51.

② PIETILAINEN K H，VIRTANEN S M，RISSANEN A，et al. Diet，obesity and metabolic control in girls with insulin dependent diabetes mellitus[J]. Arch Dis Child，1995，73(5)：398-406.

③ LARSSON U E，MATTSSON E. Perceived disability and observed functional limitations in obese women[J]. Int J Obes Relat Metab Disord，2001，25(9)：1705-1712.

④ ANDERSON J J，FELSON D T. Factors associated with osteoarthritis of the knee in the first national health and nutrition examination survey(NHANES I)：evidence for an association with overweight，race，and physical demands of work[J]. Am J Epidemiol，1988，128(7)：179-189.

⑤ YOUNG T，SHAHAR E，NIETO F J，et al. Predictors of sleep-disordered breathing in community-dwelling adults：the sleep health study[J]. Arch Intern Med，2002，162(8)：893-900.

研究证实，OSA 中有 70% 的人是肥胖患者，而肥胖患者中患有 OSA 的人大约为 40%。[①] 在严重的三度肥胖中，几乎是每个人都患有 OSA。[②] Namyslowski 等认为，肥胖是 OSA 发生的最重要的危险因素，在肥胖人群中，BMI 可作为 OSA 的重要预测指标。[③] 因此，加强运动、控制体重，可显著减少 OSA 的发病率。

2. 肥胖低通气综合征（OHS）

与肥胖相关的另一种呼吸紊乱疾病是肥胖低通气综合征（OHS）。OHS 主要表现为白天的高碳酸血症和严重的血氧不足（动脉血氧分压<70 毫米汞柱），这种综合征的临床表现为肺泡通气不足、肥胖、嗜睡。现在对 OHS 的研究还很少，因此为什么一些肥胖患者会有通气不足现象，而其他疾病的患者却没有这种现象仍然有待进一步研究。有学者认为，这种紊乱可能与基因以及增加的呼吸系统的负担有关。[④]

（七）与肥胖相关的癌症

肥胖与多种癌症都有一定的关系。Adami 等的研究表明，假定正常体重者癌症的死亡风险是 1，那么二度肥胖者死亡的相对危险度为 1.3，BMI>40 者，其死亡的相对危险度超过 1.5。[⑤] Calle 等在 1982 年开始了一项前瞻性的研究，他们随访 16 年，比较了 BMI 和各种癌症风险之间的关系，结果清晰地显示：肥胖能增加各种癌症的死亡风险。其中，肥胖妇女患子宫内膜癌的风险是正常体

① RESTA O, FOSCHINO-BARBARO M P, LEGARI G, et al. Set-related breathing disorders, loud snoring and excessive daytime sleepiness in obese subjects[J]. Int J Obes Relat Metab Disord, 2001, 25(4):669-675.

② VALENCIA-FLORES M, OREA A, CASTANO V A, et al. Prevalence of sleep apnea and electrocardio-graphic disturbances in morbidly obese patients[J]. Int J Obes Res, 2000,8(4):262-269.

③ NAMYSLOWSKI G, SCIERSKI W, MROWK-KATA K, et al. Sleep study in patients with overweight and obesity[J]. J Physiol Pharmacol, 2005,56(6S):59-65.

④ FORMIGUERA X, Canton A. Obesity: epidemiology and clinical aspects[J]. Best Practice &. Research Clinical Gastroenterology, 2004,18(6):1125-1146.

⑤ ADAMI H O, TRICHOPOULOS D. Obesity and mortality from cancer[J]. N Engl J Med, 2003,348(6):1623-1624.

重妇女的 6.25 倍,肥胖男性肝癌的死亡风险是正常体重男性的 4.25 倍。[①] 因此,控制肥胖,还能降低癌症的发病率。

因此,合理饮食、适量运动、控制体重,能够减少超重/肥胖的发生,从而降低相关慢性病的发生,提高生活质量。

二、超重/肥胖对人体的危害

肥胖是一种疾病,它与人类健康密切相关。人们为肥胖而担忧,不仅因为肥胖损害了人体外在的形体美,更重要的是,伴随着肥胖可能产生一系列的病理变化,从而影响健康,影响心血管功能,甚至危害生命。

(一)肥胖对身体形态的影响

随着人们生活水平的提高,人们不再仅仅满足于衣、食、住、行等方面的需求,形体美成了当今人们追求的热点。而肥胖则使人身材走形,行动不便,活动困难,甚至妨碍与他人的交往,从而使肥胖者产生精神负担,特别是对青少年儿童和女性,造成一系列社会适应方面和心理方面的问题,如自卑、健忘和社会适应力下降等。

(二)肥胖对心血管系统的影响

大量研究证明,肥胖可导致心血管机能下降。肥胖者脂肪组织大量增加,导致血液循环增加,心脏每分输出量以及每搏输出量增加,从而使心脏长期负担过重,左心室肥厚而导致血压升高。肥胖病人的收缩压和舒张压明显高于正常人,而收缩压和舒张压的异常升高,是心血管机能下降的最明显表现,肥胖是形成高血压的重要危险因素。此外,体内脂肪过剩易引起代谢紊乱,导致高胰岛素血症和胰岛素抵抗,而继发冠心病、糖耐量异常、糖尿病、高甘油三酯血症、高密度脂蛋白胆固醇低下、高尿酸血症、动脉粥样硬化等。肥胖还能引起内分泌紊乱、免疫功能下降及血液流变学异常,诱发脑梗死、脑出血、心肌梗死、呼吸

---

① CALLE E E, RODRIGUEZ C, WALKER-THURMOND K, et al. Overweight, obesity, and mortality from cancer in a prospectively studied cohort of U. S. adults[J]. N Engl J Med, 2003, 348(6):1625-1638.

道疾病、胆石症、脂肪肝、变形性关节炎、下肢静脉曲张、妇女闭经、不孕等；[①]肥胖男性患直肠癌、结肠癌、前列腺癌的死亡率均比正常人高；肥胖的绝经期妇女患膀胱癌、乳腺癌、宫颈癌的死亡率亦高于正常人。另外，由于肥胖引发左心室的肥大，增加冠心病和心律失常等疾病的发生概率，所以肥胖也与冠心病和心律失常等疾病有关。

（三）肥胖的其他危害

肥胖还能引起死亡率的增加。1979 年 Lew 等人做了一项涉及 75 万人的大规模的研究，发现人群平均体重每增加 40%，其总死亡的危险性也会相应增加 1.9 倍。[②] 有研究表明，相同条件下体重超重 30% 者，其死亡率比正常体重者高 50% 以上。此外，肥胖还可引起睡眠—呼吸紊乱现象：胸壁和腹部的脂肪堆积可影响胸廓和膈肌的运动，对于少数极度肥胖者可引起通气功能的障碍，使动脉血氧饱和度下降，二氧化碳饱和度升高，甚至可使呼吸暂停。

①　United States. National commission on diabetes to the United States BETHSDA [J]. MD：US Department of Health，Education and Welfare，1975，19(2)：147-149.

②　WIT B, LERCZAK K, PANCENKO-KRESOWSKA B, et al. Effects of "fat-burning" exercise and low-energy diet on lipid per oxidation products(TBARS) in plasma subjects with overweight or obesity. Biol Sort, 2003, 20(4)：321-330.

第三章　超重/肥胖大学生健康减肥的
调查与结果研究

随着我国经济水平的迅猛发展,生活水平和膳食结构的改变与提高,肥胖人口每年都呈递增趋势,不同年龄段出现的超重群体如日递增,尤其是青少年肥胖的问题尤为明显。肥胖已成为 21 世纪国人乃至全球人共同关注的一个公共健康问题,单纯性肥胖直接影响着人的健康及正常生活。据专家论证:"肥胖是一种常见的、明显的、复杂的机体代谢失调症,是一种可以影响整个机体正常功能的生理过程。"如此看来,随着肥胖的延续和增长,肥胖会演变成一种营养性疾病。而今,无论是在发达国家还是发展中国家,肥胖群体都呈上升趋势,它不仅极大程度地危害了青少年的健康成长,而且还是促使中年期肥胖、高血压、心血管疾病和糖尿病等多种危险疾病的危险因素。肥胖现象的凸显,在很大程度上成了又一个对我国人民身体健康状况造成危害的、不可忽视的潜在因素,必须受到足够的重视。

大学生群体是个特殊的群体,他们处在学生时代的后期,而身体的成长也到了第二高峰期的后期阶段。大学生肥胖者的身体素质都相对较差,加之学习任务繁重,压力大,久而久之,会导致日常行为及心理方面承受能力的偏差。随着我国肥胖率的不断增加,大学生肥胖率也呈现出上升趋势。肥胖在一定程度上给他们的身心健康、日常生活,乃至将来就业,都造成了不同程度的困扰。这种现象也应得到高校相关部门的足够重视。

针对在校大学生肥胖群体数量日渐递增,由肥胖问题导致的体质不达标率已逐渐呈上升趋势,本章对浙江树人大学、浙江大学、浙江财经大学、中国美术学院等高校部分肥胖大学生进行了调查研究,探寻造成大学生肥胖现象的原因,分析肥胖所带来的不良影响,以及如何科学减肥和克服心理障碍等。本调查报告综合运用了文献查阅、问卷调查以及数据统计等相关调查方法,对问题进行调研、分析,并对如何防止大学生肥胖现象发生提出合理的解决方法、建议和措施。

第一节　超重/肥胖大学生在总体学生中分布状况与基本特征的调查结果

一、超重/肥胖大学生在总体学生中分布状况与身体成分特征

根据 BMI 分布状况分析,发现超重和肥胖大学生分别占 9.80％和 4.86％。

通过对超重、肥胖大学生和正常大学生的进一步比较,其体适能特征、饮食习惯与体力活动特点主要表现在:超重与肥胖大学生身体成分的特征为脂肪含量显著偏高,肥胖大学生总体肺活量、肌耐力、平衡能力水平差;肥胖女生在立定跳远、灵敏性、平衡能力方面的水平较差;整体学生的坐位体前屈、体脂率素质呈下降趋势;肥胖者的膳食结构不合理;体力活动缺乏,久坐时间过长等方面。因此考虑到肥胖者的身体成分,提出对肥胖大学生采用低热能、高钙饮食,有氧耐力运动,力量性练习和运动结合饮食的方法作为干预与改善措施。

二、超重/肥胖大学生的基本特征调研结果

（一）性别

统计结果如图 3-1-1 所示,在问卷调查样本中,男生所占比重为 54.6％,女生为 45.4％。

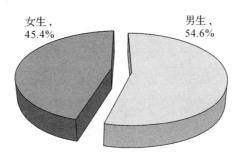

图 3-1-1　男女生分布情况

(二)年级

统计结果如图 3-1-2 所示,其中:大一学生占 71%;大二学生占 4%;大三学生占 21%;大四学生占 4%。

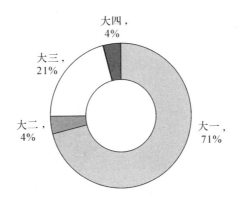

图 3-1-2　各年级学生分布情况

(三)身高与体重基本特征

统计结果如图 3-1-3 所示。①身高:男生平均身高为 172.75 厘米,女生平均身高为 161.23 厘米;②体重:男生平均体重为 79.31 千克,女生平均体重为 61.51 千克。

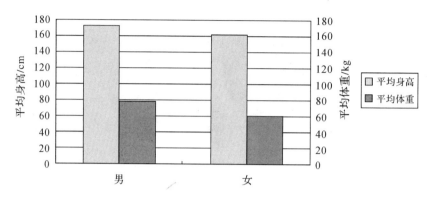

图 3-1-3　身高与体重基本特征

（四）学生来源地

统计结果如图 3-1-4 所示，问卷所涉及学生的来源地分别为：①省会城市，占 6％；②地级市，占 17％；③县级市，占 37％；④乡（镇），占 18％；⑤农村，占 22％。

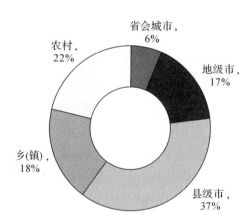

图 3-1-4　学生来源地分布情况

（五）学生的父亲的体型

统计结果如图 3-1-5 所示，问卷所涉及学生的父亲的体型及其所占比重分别为：①肥胖，占 5.12％；②较肥胖，占 29.48％；③中等身材，占 55.12％；④较消瘦，占 10.26％；⑤消瘦，占 0.02％。

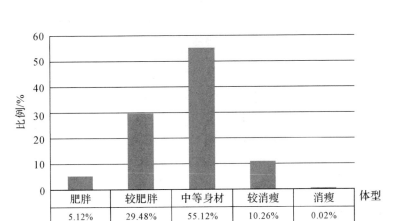

图 3-1-5　父亲的体型及其所占比重

（六）学生的母亲的体型

统计结果如图 3-1-6 所示，问卷所涉及学生的母亲的体型及其所占比重分别为：①肥胖，占 5.12％；②较肥胖，占 15.38％；③中等身材，占 51.28％；④较消瘦，占 15.38％；⑤消瘦，占 12.84％。

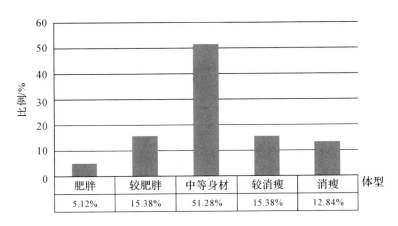

图 3-1-6　母亲的体型及其所占比重

问卷所涉及的学生的父母亲的体型及其所占比重，如图 3-1-7 所示。

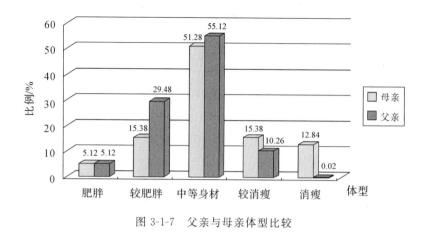

图 3-1-7 父亲与母亲体型比较

第二节 超重/肥胖大学生对健康减肥需求现状调查结果

一、对自己体型的态度

（一）对自己体型的满意程度

统计结果如图 3-2-1 所示，学生对自己的体型的满意程度统计结果显示：①满意，占 1.28％；②比较满意，占 26.15％；③不满意，占 54.57％；④很不满意，占 0；⑤无所谓，占 18.00％。

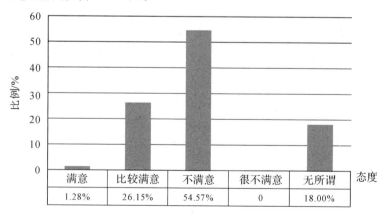

图 3-2-1 对自己的体型满意程度

(二)对自己体型不满意的部位(可多选)

统计结果如图 3-2-2 所示,学生对自己体型不满意的部位(可多选)分别为:①上肢,占 47.44％;②背部,占 25.64％;③腰腹部,占 69.23％;④臀部,占 60.26％;⑤下肢,占 25.64％。

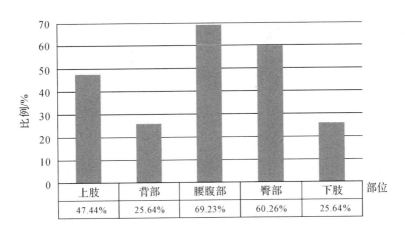

部位	上肢	背部	腰腹部	臀部	下肢
	47.44%	25.64%	69.23%	60.26%	25.64%

图 3-2-2　对自己的体型部位不满意程度

(三)(男生)是否曾经想过或者试过发展肌肉

统计结果如图 3-2-3 所示,曾经想过或者试过发展肌肉的男生,分别为:①想过,占 24.35％;②试过,占 50.06％;③正在进行,占 21.79％;④从来没有想过,占 3.80％。

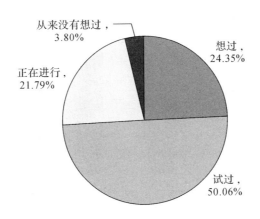

图 3-2-3　男生发展肌肉的意向

81

1. 如果进行过,你用什么方法(可多选)

统计结果如图 3-2-4 所示,选择不同方式进行锻炼的学生比例分别为:①器械练习,占 57.69%;②跑步,占 29.49%;③俯卧撑,占 15.38%;④球类运动,占 94.33%;⑤其他运动方式,占 32.51%。

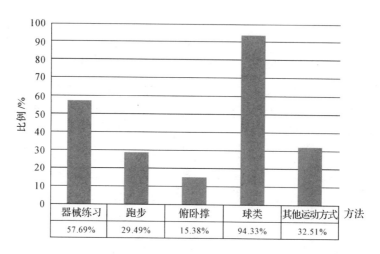

图 3-2-4 选择锻炼的方式

2. 如果你正在发展肌肉练习,你采取措施的时间

统计结果如图 3-2-5 所示,在选择发展肌肉练习的学生中,其采取措施的时间分别为:①1 周之内,占 41.55%;②1 月之内,占 24.70%;③1 年之内,占 32.46%;④1 年以上,占 1.29%。

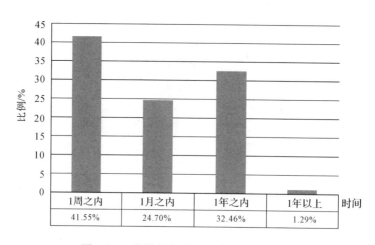

图 3-2-5 发展肌肉练习所采取措施的时间

3.发展肌肉练习后的结果或变化(可多选)

统计结果如图 3-2-6 所示,发展肌肉练习后:①认为体重增加的学生,占 35.64%;②认为体格变得强壮的学生,占 64.62%;③认为无变化的学生,占 30.26%。

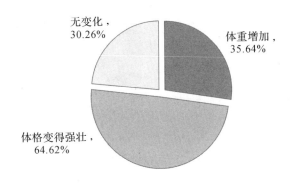

图 3-2-6　发展肌肉练习后的结果

4.如果你曾经练习过发展肌肉,什么原因导致你中止

统计结果如图 3-2-7 所示,导致中止练习的原因分别为:①缺少毅力,占 35.06%;②没有效果,占 40.26%;③没人指导,占 16.88%;④经济有限,占 6.49%;⑤其他原因,占 1.31%。

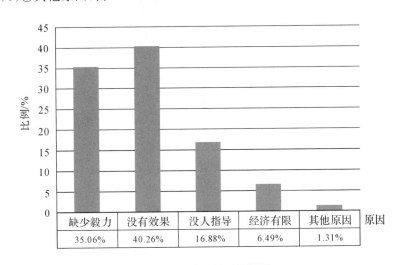

图 3-2-7　中止练习的原因

（四）是否赞成发展肌肉

统计结果如图3-2-8所示，关于发展肌肉意向的统计结果分别为：①赞成，占28.80％；②不赞成，占43.70％；③无所谓，占27.50％。

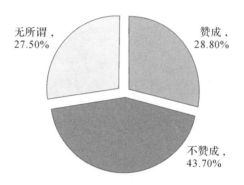

图3-2-8　发展肌肉意向

（五）注意体形情况

统计结果如图3-2-9所示，在日常饮食中会注意自己体形变化的学生的占比情况如下：①偶尔会，占31.48％；②经常会，占42.88％；③不会，占25.64％。

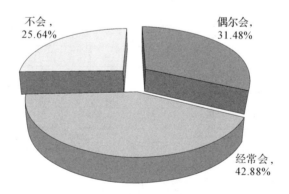

图3-2-9　注意体形变化情况

（六）查阅科学健身资料

统计结果如图 3-2-10 所示，在日常生活中会查阅科学健身资料的学生的占比情况如下：①经常看，占 42.54%；②有时看，占 10.67%；③偶尔看，占 29.49%；④没看，占 17.30%。

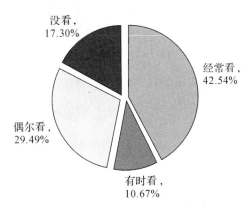

图 3-2-10　查阅科学健身资料

（七）获得健身知识的途径（可多选）

统计结果如图 3-2-11 所示，获得健身知识的途径分别为：①互联网，占

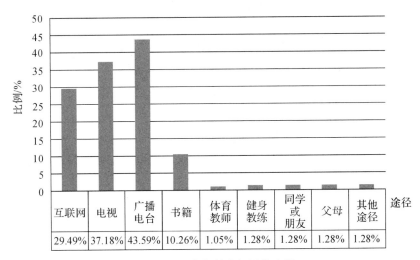

途径	互联网	电视	广播电台	书籍	体育教师	健身教练	同学或朋友	父母	其他途径
	29.49%	37.18%	43.59%	10.26%	1.05%	1.28%	1.28%	1.28%	1.28%

图 3-2-11　获得健身知识的途径

29.49％；②电视，占 37.18％；③广播电台，占 43.59％；④书籍，占 10.26％；⑤体育教师占 1.05％；⑥健身教练，占 1.28％；⑦同学或朋友，占 1.28％；⑧父母，占 1.28％；⑨其他途径,占 1.28％。

二、膳食与生活习惯

(一)吃早餐

问卷结果显示,100％学生表示会吃早餐。

如果回答"会",那么其常吃的食物(选最主要的三项)统计情况如图 3-2-12 所示:①选择稀饭、面条的同学,占 11.54％；②选择油炸食品的同学,占 42.31％；③选择包子、花卷、馒头的同学,占 84.62％；④选择其他食物的同学,占 32.05％。

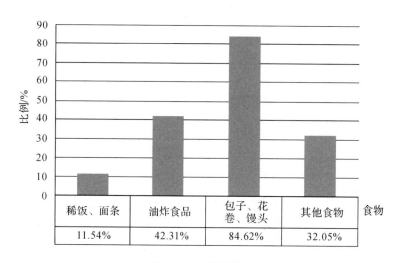

图 3-2-12　早餐情况

(二)每天按时吃早餐

统计结果如图 3-2-13 所示,学生每天按时吃早餐的情况如下:①经常会按时,占 24.35％；②基本按时,占 37.89％；③经常不按时,占 37.76％。

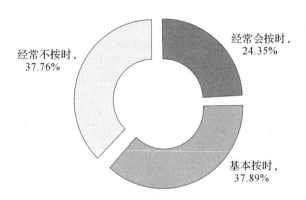

图 3-2-13　按时吃早餐情况

（三）一日三餐饮食是否规律

学生一日三餐的饮食情况如图 3-2-14 所示：①非常有规律，占 25.64％；②有时有规律，占 52.60％；③没有规律，占 21.76％。

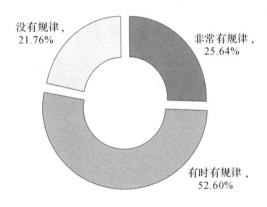

图 3-2-14　三餐饮食情况

（四）吃中餐

问卷结果显示，100％学生表示会吃中餐。

那么中餐约吃多少两米饭或面类？（注：1 两＝50 克）

其问卷结果如图 3-2-15 所示：①1 两及以下，占 58.41％；②1～2 两（含 2

两），占 12.82%；③2～3两，占 26.92%；④4～8两，占 1.86%；⑤8两及以上，占 0。

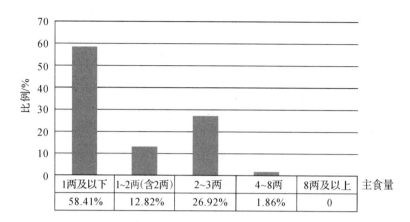

主食量	1两及以下	1~2两(含2两)	2~3两	4~8两	8两及以上
	58.41%	12.82%	26.92%	1.86%	0

图 3-2-15　中餐食物情况

（五）你每天晚餐是否吃米饭或面类（每周吃的次数）

其问卷结果如图 3-2-16 所示：①从来不吃，占 0；②1～2 次，占 11.02%；③3～4次，占 10.23%；④5～6 次，占 33.40%；⑤天天吃，占 45.35%。

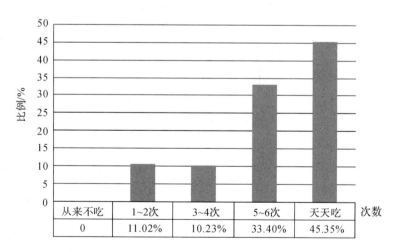

次数	从来不吃	1~2次	3~4次	5~6次	天天吃
	0	11.02%	10.23%	33.40%	45.35%

图 3-2-16　每周晚餐吃主食的次数

如果回答"吃"（除①以外），那么晚餐大约吃多少两米饭或面类？

其问卷结果如图 3-2-17 所示：①1 两及以下，占 35.52%；②1～2 两（含 2

两),占 36.84%;③2~3 两,占 15.79%;④4~8 两,占 11.85%;⑤8 两及以上,
占 0。

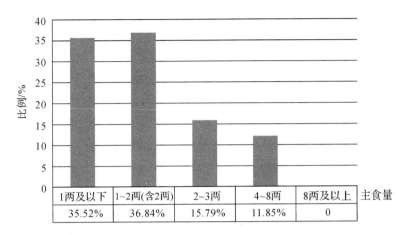

图 3-2-17　晚餐食物情况

（六）你是否经常吃豆类或豆制品（如黄豆、豆芽、豆腐、豆干、豆浆等）
（每周吃的次数）

其问卷结果如图 3-2-18 所示:①从来不吃,占 47.41%;②1~2 次,占
29.49%;③3~4 次,占 16.70%;④5~6 次,占 6.40%;⑤天天吃,占 0。

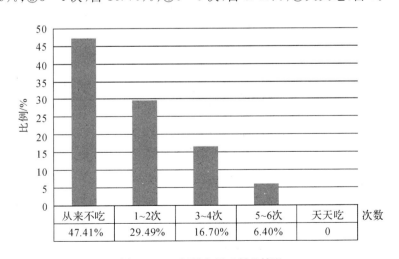

图 3-2-18　每周食用豆制品情况

（七）以下肉类食品中，你平时哪类吃得最多

其问卷结果如图 3-2-19 所示：①不吃，占 14.12%；②猪肉，占 48.70%；③牛肉，占 21.80%；④家禽类，占 7.69%；⑤鱼类，占 0；⑥各种肉类都吃，无特殊偏好，占 7.69%。

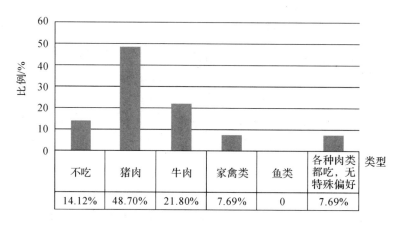

类型	不吃	猪肉	牛肉	家禽类	鱼类	各种肉类都吃，无特殊偏好
	14.12%	48.70%	21.80%	7.69%	0	7.69%

图 3-2-19　肉类食品食用情况

如果回答"吃"（除①以外），那么在一天中，学生大约吃多少肉类？

问卷结果为：中餐：①1 两及以下，占 0.90%；②1～2 两，占 67.05%；③3～4 两，占 29.49%；④5～8 两，占 2.56%；⑤8 两及以上，占 0。

问卷结果为：晚餐：①1 两及以下，占 0.71%；②1～2 两，占 44.87%；③3～4 两，占 44.16%；④5～8 两，占 10.26%；⑤8 两及以上，占 0。

（八）你每天摄入的蔬菜共有多少种

问卷结果如图 3-2-20 所示：①无，占 0；②1 种，占 61.74%；③2～3 种，占 35.23%；④4～5 种，占 3.03%；⑤6 种及以上，占 0。

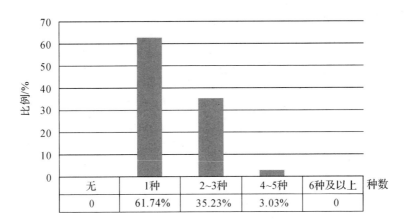

种数	无	1种	2~3种	4~5种	6种及以上
	0	61.74%	35.23%	3.03%	0

图 3-2-20　每天摄入的蔬菜情况

（九）你经常吃的蔬菜是哪种

问卷结果如图 3-2-21 所示：①绿叶类（如青菜、芹菜等），占 52.56％；②瓜类（如黄瓜、冬瓜、西红柿等），占 8.97％；③根茎类（如土豆、红薯等），占 15.38％；④以上各类都吃，无特殊偏好，占 23.09％。

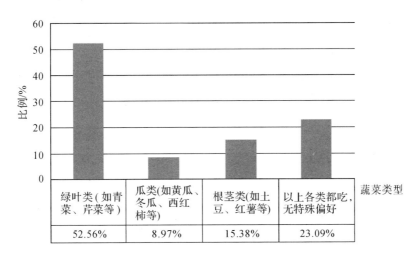

蔬菜类型	绿叶类（如青菜、芹菜等）	瓜类（如黄瓜、冬瓜、西红柿等）	根茎类（如土豆、红薯等）	以上各类都吃，无特殊偏好
	52.56%	8.97%	15.38%	23.09%

图 3-2-21　常吃蔬菜情况

（十）你是否每天吃水果

问卷结果如图 3-2-22 所示：①从不吃，占 1.23％；②有时吃，占 87.65％；

③每天吃,占 11.12%。

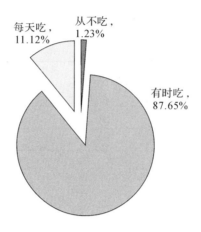

图 3-2-22　每天食用水果情况

(十一)你是否喝牛奶、酸奶或其他奶制品,每周总共喝多少瓶/杯(以一瓶/杯 200~250 毫升计算)

问卷结果如图 3-2-23 所示:①从不喝,占 51.96%;②每周 1~3 瓶,占 10.13%;③每周 4~6 瓶,占 34.18%;④每天 1 瓶,占 1.20%;⑤每天 2 瓶,占 2.53%。

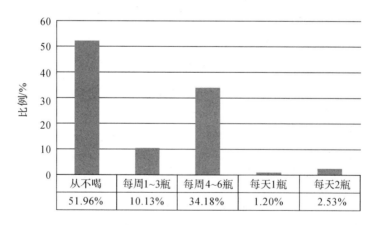

图 3-2-23　食用奶制品情况

（十二）你是否偏食

问卷结果如图 3-2-24 所示：①是，占 13.33％；②否，占 86.67％。

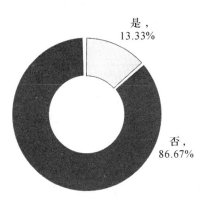

图 3-2-24　偏食情况

（十三）你是否爱吃粗粮

问卷结果为：①是，占 100％；②否，0。

（十四）你是否有吃夜宵的习惯

问卷结果如图 3-2-25 所示：①经常吃，占 48.72％；②有时吃，占 51.28％；
③没有，占 0。

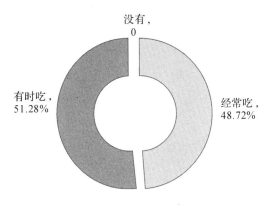

图 3-2-25　食用夜宵情况

（十五）你是否爱吃零食（每周吃的次数）

问卷结果如图 3-2-26 所示：①从来不吃，占 0；②1～2 次，占 16.67％；③3～4次，占 66.67％；④5～6 次，占 16.66％；⑤天天吃，占 0。

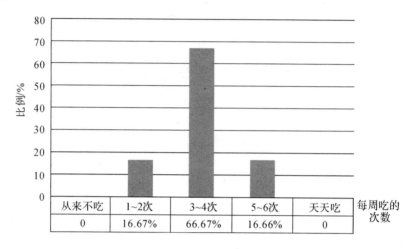

图 3-2-26　食用零食情况

如果回答"吃"（除①以外），那么你最喜欢吃的零食依次是（选最主要的三项）？

问卷结果为：①膨化食品、冰淇淋，占 38.47％；②饼干、蛋糕，占 3.08％；③炒货等，占 18.46％，④其他，占 42.99％。

（十六）除一日三餐外，你是否还补充其他营养品（如蛋白粉、钙片、复合维生素等）

问卷结果为：①是，占 0；②否，占 100％。

（十七）吃饭的速度

问卷结果如图 3-2-27 所示：①很快，占 50.63％；②一般，占 49.37％；③细嚼慢咽，占 0。

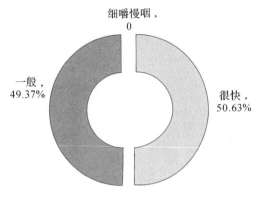

图 3-2-27　吃饭的速度

（十八）你一般是选择何时参加体育活动

问卷结果如图 3-2-28 所示：①饭前，占 32.05％；②饭后即刻，占 0％；③饭后半小时以上，占 67.95％。

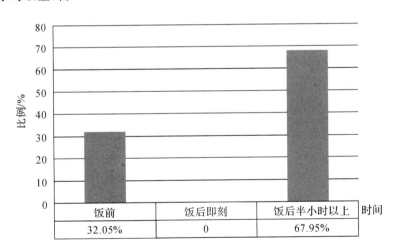

图 3-2-28　体育活动时间

（十九）你一般会选择哪个场所参加运动

问卷结果如图 3-2-29 所示：①田径场，占 0；②体育馆，占 15.38％；③宿舍，占 32.06％；④无固定场所，占 52.56％。

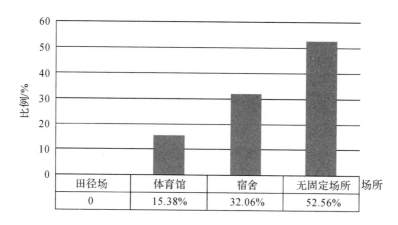

场所	田径场	体育馆	宿舍	无固定场所
	0	15.38%	32.06%	52.56%

图 3-2-29　运动场所选择情况

（二十）运动前你是否喝水或饮料

问卷结果如图 3-2-30 所示：①是，占 32.05％；②否，占 67.95％。

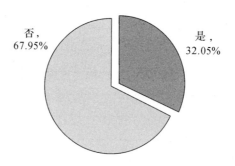

图 3-2-30　运动前喝水或饮料情况

（二十一）运动后，你通常喝什么饮料

问卷结果如图 3-2-31 所示：①果汁，占 2.56％；②运动饮料（如佳得乐、脉动、劲跑等），占 1.29％；③矿泉水，占 15.38％；④各种饮料都喝，占 80.77％。

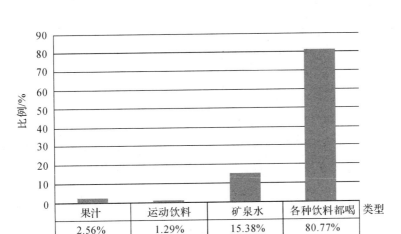

图 3-2-31 运动后喝水或饮料情况

(二十二)运动后,你的食量是否改变

问卷结果如图 3-2-32 所示:①食量减少,占 48.72%;②食量不变,占 51.28%;③食量增加,占 0。

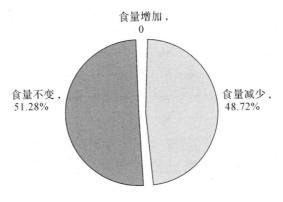

图 3-2-32 运动后食量情况

(二十三)你是否经常用电脑

问卷结果如图 3-2-33 所示:①经常使用电脑,占 84.62%;②不经常使用电脑,占 15.38%。

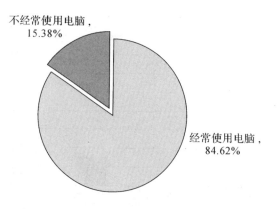

图 3-2-33　使用电脑情况

如果回答"是",那么你平均每天使用电脑的时间为：

问卷结果如图 3-2-34 所示：①30 分钟及以下,占 0；②0.5～1 小时(含 1 小时),占 1.51％；③1～2 小时(含 2 小时),占 16.34％；④2～3 小时,占 24.57％；⑤3 小时及以上,占 57.58％。

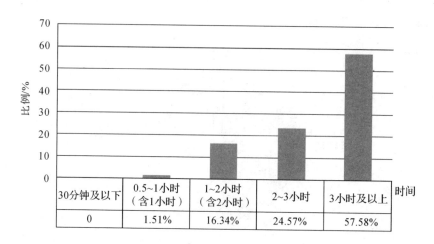

图 3-2-34　使用电脑时间情况

（二十四）你平均每天睡眠时间（包括午睡）

问卷结果显示,100％学生表示其每天的睡眠时间(包括午睡)在 6～8 小时内。

（二十五）你认为你的睡眠规律吗

问卷结果如图 3-2-35 所示：①规律，占 67.95％；②不规律，占 32.05％。

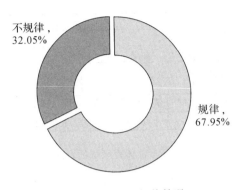

图 3-2-35　睡眠规律情况

第三节　超重/肥胖大学生健康锻炼相关行为的调查结果

一、你参加体育锻炼的目的

问卷结果如图 3-3-1 所示：①减肥健美，占 45.72％；②增强体质，占 24.87％；③消遣娱乐，占 12.30％；④治疗疾病，占 7.58％；⑤社交，占 6.52％；⑥参加比赛，占 3.01％。

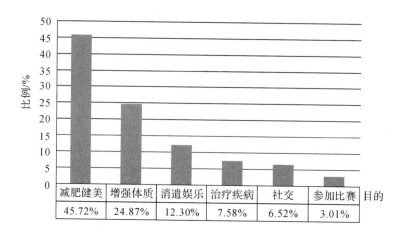

图 3-3-1　参加体育锻炼的目的统计

二、你保持和提高健康的主要途径(可多选)

问卷结果如图 3-3-2 所示:①健康的生活习惯,占 88.19%;②良好的体育锻炼习惯,占 81.07%;③充足的睡眠,占 77.23%;④合理的饮食,占 60.45%;⑤预防与减少疾病,占 55.16%;⑥提高对环境的适应能力,占 38.45%。

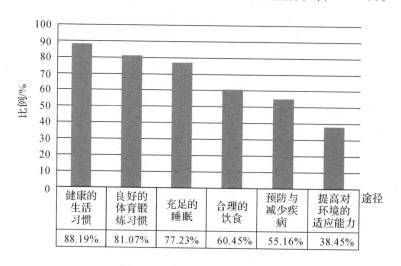

图 3-3-2　保持和提高健康情况

三、除体育课外,你参加课外体育锻炼的情况

问卷结果如图 3-3-3 所示:①经常参加,占 6.40%;②有时参加,占

71.80%；③从不参加，占 21.80%。

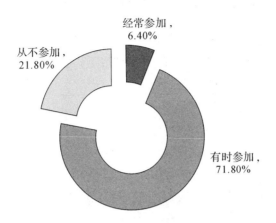

图 3-3-3 课外体育锻炼情况

四、你认为影响你参加课外体育锻炼的原因(可多选)

问卷结果如图 3-3-4 所示：①有时间，占 45.61%；②有经济条件，占 7.02%；③有场地器材，占 21.05%；④有人指导，占 5.26%；⑤有同伴一起，占 16.96%；⑥克服本人惰性，占 2.92%；⑦其他，占 1.17%。

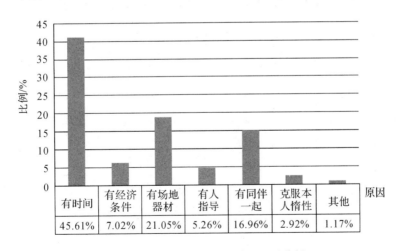

原因	有时间	有经济条件	有场地器材	有人指导	有同伴一起	克服本人惰性	其他
	45.61%	7.02%	21.05%	5.26%	16.96%	2.92%	1.17%

图 3-3-4 参加课外体育锻炼的原因分析

五、你参加课外体育锻炼的次数（每周平均次数）

问卷结果如图 3-3-5 所示：①1 次及以下，占 26.34%；②1～2 次（含 2 次），占 41.86%；③2～3 次，占 21.80%；④3 次及以上，占 10.00%。

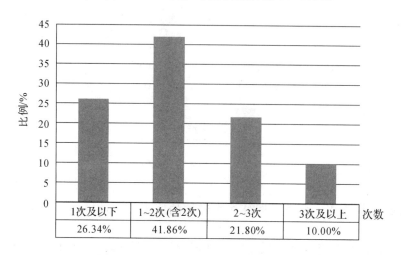

图 3-3-5　每周课外体育锻炼的平均次数

六、你每次参加课外体育锻炼的持续时间（每次平均时间）

问卷结果如图 3-3-6 所示：①15 分钟及以下，占 19.23%；②15～30 分钟（含 30 分钟），占 49.24%；③30～45 分钟，占 30.25%；④45 分钟及以上，占 1.28%。

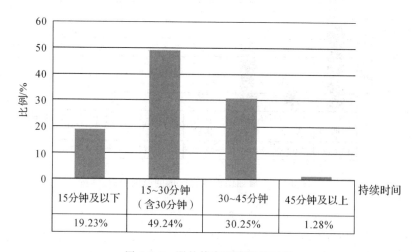

图 3-3-6　课外体育锻炼持续时间

七、你参加课外体育锻炼的时间安排

问卷结果显示,100％学生表示他们参加课外体育锻炼的时间安排是"没有规律"的。

八、你课外时间经常参加的活动(请根据参加活动的多少排序)

问卷结果如图 3-3-7 所示:① 文化娱乐,占 32.15％;② 社会活动,占 35.90％;③其他,占 31.95％。

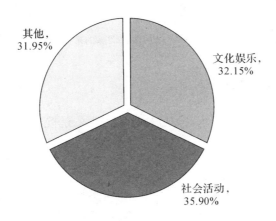

图 3-3-7　课外时间参加活动分类

九、你参加体育锻炼的形式(可多选)

问卷结果如图 3-3-8 所示:①与朋友、同学一起练,占 94.90％;②没有特定对象,占 5.10％。

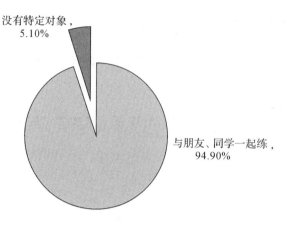

图 3-3-8　参加体育锻炼的形式

十、你一般选择在哪个时间运动

问卷结果如图 3-3-9 所示：①早晨，占 70.20％；②晚上，占 29.80％。

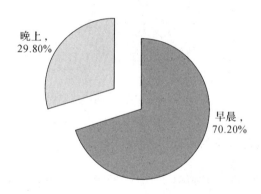

图 3-3-9　运动时间统计

十一、你参加体育锻炼时经常选择的体育运动项目(可多选)

问卷结果如图 3-3-10 所示：①篮球，占 48.45％；②乒乓球，占 22.68％；③羽毛球，占 12.37％；④器械健身，占 9.28％；⑤健美操，占 21.43％；⑥爬楼梯，占 6.19％；⑦骑自行车，占 1.03％。

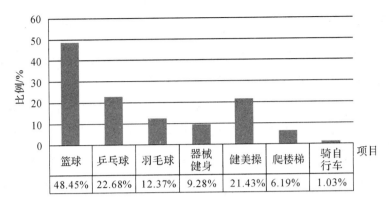

项目	篮球	乒乓球	羽毛球	器械健身	健美操	爬楼梯	骑自行车
	48.45%	22.68%	12.37%	9.28%	21.43%	6.19%	1.03%

图 3-3-10　体育锻炼时选择的体育运动项目

第四节　超重/肥胖大学生心理健康状况调查结果分析

采用《症状自评量表(SCL-90)》调查问卷进行超重/肥胖大学生心理健康状况调查。SCL-90 量表共 90 题,包括身体、心理健康和社会适应三个维度、九个因子。其优点在于含有病理、心理内容,同时涉及情绪、思维、生活习惯、人际交往等内容,可以比较全面准确地反映被试的自觉症状及程度。该量表采用 5 级评分制,"没有"为 1 分,"较轻"为 2 分,"中等"为 3 分,"较重"为 4 分,"严重"为 5 分。为了保证资料的客观、真实有效,我们对超重/肥胖大学生的问卷进行编号,问卷当场收回,并承诺对被试的资料绝对保密,对体育成绩没有负面影响。

一、《症状自评量表(SCL-90)》

《症状自评量表(SCL-90)》是世界上最著名的心理健康测试量表之一,是当前使用最为广泛的精神障碍和心理疾病门诊检查量表,从十个方面来了解被试者的心理健康程度。测验适用对象为 16 岁以上的人员。

(一)测验目的

测验的目的是从感觉、情感、思维、意识、行为直到生活习惯、人际关系、饮食睡眠等多种角度,评定一个人是否有某种心理症状及其严重程度。

（二）测验功能

SCL-90 对有心理症状（即有可能有心理障碍或处于心理障碍边缘）的人有良好的区分能力，适用于测查人群中哪些人可能有心理障碍、可能有何种心理障碍及其严重程度如何；用于临床上检查是否存在身心疾病。各大医院大多使用本测验诊断患者的心理和精神问题。该量表不仅可以自我测查，还可以对他人（如其行为异常，有患精神或心理疾病的可能）进行核查，假如发现得分较高，则表明急需治疗。

（三）理论背景

《症状自评量表（SCL-90）》最原始的版本是由 Derogaitis L. R. 在他编制的 Hopkin's 症状清单（HSCL1973）的基础上，于 1975 年编制而成的。曾有 58 项题目的版本和 35 项题目的简本，现在普遍得到应用的是由 90 个自我评定项目组成的版本，所以也将此测验简称为 SCL-90。格瑞思在中国普遍应用的版本的基础之上，分别制定了最新的不同年龄群的常模，并且将最原始的版本中晦涩难懂的解释修改为通俗易懂的、适合中国人的解释系统。

（四）测验构成

本测验共 90 个自我评定项目。测验的九个因子分别为：躯体化、强迫症状、人际关系敏感、抑郁、焦虑、敌对、恐怖、偏执及精神病性。

二、调查结果及其分析

心理健康问题的检出率，是指肥胖大学生在《症状自评量表（SCL-90）》测试中九个因子中某一项因子分≥2 或因子分≥3 的人数占总人数的百分比。当某一项因子分≥2，表明在该因子方面有轻度障碍；而当因子分≥3，表明存在中度心理障碍。为了便于研究，在"因子分≥2"中不包含"因子分≥3"，而在"总体"中表明至少有一项因子分≥2 或≥3。

统计结果显示：①有 91 人的因子分≥2，存在各种轻度心理问题的检出率达到 56.17％，其中强迫、人际关系、敌对等症状因子分所占比例较高。男生的检出率达到 53.09％，而女生的检出率达到 59.26％，其中轻度的偏执、焦虑症状因子分所占比例也较高。②有 15 人的因子分≥3,存在各种中度的心理健康问题的检出率达到 9.26％,男生中的强迫症状因子分所占比例最高,而女生中的敌对症状因子分所占比例最高。

第五节　超重/肥胖大学生肥胖问题的综合分析

一、大学生超重/肥胖的成因分析

通过调查统计数据可以发现,饮食不规律、营养不协调、自身作息与运动时间分配不合理是造成大学生超重、肥胖的主要原因。

(一)饮食方面

1. 饮食结构不合理

从膳食的生活习惯统计结果可以看出,42.31％的学生喜欢油炸食品,喜爱吃肉者超过三成。一日三餐,近五成学生表示有时有规律,三成学生表示没有规律,每天吃水果者只有 11.12％。统计结果显示,大多数肥胖学生没有偏食现象,每日膳食摄入过量而容易超重发胖。在肉类食品的选择中,选择肉类的就占了 48.7％,而家禽只占了 7.69％。究其原因如下。

第一,肥胖者大多喜欢吃肉、动物内脏、油炸和其他高脂肪的食物,这使他们在不经意间增加了热量的摄入。据有关统计数据显示,一般高校学生每天的肉类食品中,仅猪肉类就占了 85％,而家禽只占了 10％。从科学饮食的角度上来看,这种比例的不合理因素诸多,我们知道,一般猪肉的脂肪含量相对于其他肉类较高,大约为 50％,即便是瘦猪肉,其脂肪含量也几乎接近 30％。所以,每天如此大量地摄入猪肉类食品,是很容易造成脂肪的摄入量远远超过人体所需正常值的。此外,动物脂肪中含有大量的饱和脂肪酸,它不但会导致人体肥胖,久而久之还会转换成脂蛋白沉积于人体的血浆中。那么平时嗜好高脂食物的人,就会因此而成为高脂血症的主要患者。

第二,脂肪本身含有一定的营养价值,比如,其含有的脂溶性维生素与脂肪酸便是人体正常发育,尤其是视觉、皮肤、骨骼的成长所不可或缺的元素。但除此之外,它还包含了庞大的热量,1克脂肪可产热9000卡,而1克蛋白质或碳水化合物产热仅有4000卡,同等重量下,脂肪的产热约两倍于后者。

通常,在人体所需的三大营养素(即蛋白质、碳水化合物、脂肪)中,摄入碳水化合物带来的饱腹感低,不但人体吸收快,还会增加人的食欲。身体肥胖的大学生往往都喜欢甜食,对淀粉类食物也是来者不拒,这两类食品包含着大量的碳水化合物,所以会迅速被人体所吸收。但因为碳水化合物的低饱腹感特性,往往时隔不久,饥饿感又会产生,必须再依靠进食来填饱肚子,如此便形成了一个恶性循环。当你每天摄入的热量超过了自身所消耗的热量(热量消耗通常包括基础代谢消耗和运动消耗),即便只是糖类,也将导致体重的增加。此外,一日三餐摄入能量分配不合理也是导致肥胖的一个原因。从问卷结果得知,五成的大学生都可以保持正常的三餐,但非常有规律吃早餐的比例却下降到了25.64%,这说明大学生缺乏对早餐重要性的认识。一些学生常常不吃早餐,然后午餐丰盛,晚餐暴食。特别是很多同学聚会都选择在晚餐,因为下午有课,午饭后还想要午睡,所以中午时间宝贵,而晚餐时间则很宽裕,在享受聚会的同时,也享受了大量的美食。人体的新陈代谢恰恰是上午最旺盛,下午次之,晚上最低,在睡前加餐会更容易使能量储存。更有甚者,一日三餐无规律,却集中在晚上大量摄入高脂肪、高蛋白且高热量的食物,饭后又缺乏锻炼,久而久之,极易发胖。

2.生活习惯与饮食时间不科学

零食是当今大学生活中一个非常普遍的元素。当你走进大学生宿舍,环顾四周,就会发现几乎所有的桌子上都可以找到零食的影子,这点在经常熬夜者的周围表现更为充分。从问卷结果可知,有48.72%的学生有经常吃夜宵的习惯,有51.28%的学生有时去吃夜宵。于是,问卷的结果也就不足为奇了,大学生喜欢吃零食的比例占到了70%以上,并且喜欢吃膨化食品、冰淇淋的占38.47%,饼干、蛋糕占3.08%,巧克力等占18.46%,其他占46.99%。大学生对于零食的选择,多以口味和口感为主,只有极少数的大学生会考虑营养因素。零食摄入过多会导致营养过剩和不均衡,因为零食往往是在非正常饮食时间内摄入的,都可归为加餐。一些同学总会有意无意地吃零食,而常见的零食所含热量都不低,如花生、瓜子、巧克力等。而吃零食是正常一日三餐外的加餐,相当于额外又摄入了相当部分的能量,可以说是一种极其不好的习惯。不只是爱吃零食,爱喝酒也是导致大学生肥胖的原因之一。以男生为主,饮酒对于他们来说可谓家常便饭。比如说同学聚餐,往往是饭可不吃,酒不可不喝。虽然他们经常喝酒,却并不一定了解酒中所含有的高热量。100 克的白酒,其所含的热量就是 298 千卡,而每 100 克红葡萄酒所含的热量则是 96 千卡。试想一下,几个同学聚会,约好去"下馆子",即使是一人只喝一瓶啤酒(100 克啤酒约含能量38 千卡),那酒中所带来的热量会有多少? 更何况一瓶也未必就能"打住",看看校园周边的饭店你就会知道,店里最不缺销路的就是酒了。由此来看,喝酒也是造成大学生肥胖的一个重要原因。

另外,不规律的用餐习惯也会造成肥胖。胖人往往喜欢多食,不节制。问卷显示,超过半数的人从来没控制也觉得没必要控制饮食热量摄入,而只有16%的人重视控制热量摄入。所以说,不规律的饮食习惯是肥胖大学生普遍存在的问题之一。要知道,形成饱腹感需要身体的神经系统和各感受器经历一系列的刺激反射过程,从开吃到吃饱,通常约在 20 分钟后,大脑才会发出信号,停止进食。由问卷结果可知,50.63%的学生吃饭速度很快,细嚼慢咽的比重则为0。进食速度太快,则会使大脑在尚未传递信号时就已经摄入过量食物了。因此,吃得越快,在觉得饱腹前吃的量就越多,能量摄入就容易超标,进而助长肥胖。

3.营养摄入不均衡、脂肪堆积造成肥胖

生活中,我们都习惯性地认为人胖是因为吃好东西吃多了,是营养过剩的结果。可实际上,很多人胖却是营养缺乏所造成的,他们体内某些可以促进脂肪转化为热能消耗的营养元素不足,而导致脂肪分解受阻。当由于偏食致使人体某些营养元素不足后,脂肪的氧化和分解速度便会减慢;而且,当缺乏微量元素锌、镁时,更会促使体内脂肪的生长因子活性化,脂肪就会更容易合成。大学生多在学校食堂就餐,往往习惯于挑选自己喜爱的食物,每每如此饮食,营养搭配就会不够合理,那么,人体所需的营养元素摄入量便相对不均衡。长此以往,脂肪会越来越难以分解,堆积过量后,便形成了肥胖。

（二）运动参与

运动参与过少是肥胖的另一重要因素。从问卷调研结果可以看出，除体育课外，6.40％的学生经常参加课外体育锻炼，71.80％的学生有时参加，21.80％的学生从不参加；26.34％的学生一周参加课外体育锻炼的次数为 1 次及以下，41.86％的学生为 1～2 次（含 2 次），21.80％的学生为 2～3 次，10.00％的学生为 3 次及以上；19.23％的学生每次参加课外体育锻炼的持续时间为 15 分钟及以下，49.24％的学生为 15～30 分钟（含 30 分钟），30.25％的学生为 30～45 分钟，1.28％的学生为 45 分钟及以上。以上情况表明，当开始运动后，大部分学生都能够享受到运动带来的乐趣，因而可以达到合理的运动时间。但是也要看到大学生对运动参与积极性不高，原因主要是以下几点。一来，进入大学后，学校对体育课程的要求不再严格，学生往往仅需要应付下体检即可，没有了学校方面的压力，部分学生对体育锻炼就比较松懈。二来，学校的场地、器材不足，如有些学校的羽毛球馆场地远远不够，学生要想进馆打球需要提前一个小时以上在场馆外排队。诸如此类潜在的问题，都在一定程度上打击了学生运动的积极性。三来，如今娱乐项目渐成多样化，尤其是网络游戏盛行，运动已不再是唯一的娱乐选择。许多大学生的课余时间都习惯做"宅男""宅女"，84.62％的学生经常使用电脑，57.58％的学生平均每天使用电脑 3 小时以上。学生待在宿舍里上网、玩游戏，无法接触和享受到运动的乐趣。于是，摄入的多，运动的少，且运动后 80.77％的学生会喝各种饮料，其中只有 15.38％的学生喝水，2.56％的学生喝果汁。这些都容易导致营养过剩，进而造成发胖。

二、大学生超重/肥胖的影响分析

（一）对肥胖学生的自卑心理分析

对于大学生中的肥胖群体来讲，肥胖二字包含着很多层意思。大多数学生有自卑感，他们认为肥胖会影响社交，同时也会影响心情；有部分学生则认为肥胖将给情感带来极其严重的后果；少部分学生感觉肥胖会让他们今后的求职面临压力。

调查过程中也发现，肥胖大学生中有 9.26％存在心理健康问题，这与相关研究中"大学生中有 10%～30% 的人存在着各种不同程度的心理卫生问题"的研究结果是基本一致的,可见大学生的心理问题带有一定的普遍性。然而引起大学生心理健康问题的原因是多方面的,呈现出不同的特点。一方面,由于肥胖能引发诸如高血压、冠心病、新陈代谢低下等疾病——这也是世界各国面临的最严重的公共健康问题,使得肥胖大学生患此类疾病的概率高于体重正常的学生。另一方面,由于受传统观念的影响,人们常常将肥胖与"懒惰""愚蠢""丑陋""笨拙"等偏见联系在一起,从而对肥胖大学生的心灵造成极大创伤,使肥胖大学生产生敏感、敌对、焦虑和强迫症状等心理问题。

进入大学以后,由于日常生活中个人的修养、生活习惯与方式、经历等不同,大学生必须要学会处理各种关系,以适应大学生活。在对低年级大学生的调查中发现,虽然学生已经在大学校园里学习、生活了一年的时间,但仍然有一大部分学生感到不能或很难适应新的环境,他们在处理人际关系时由于缺乏沟通,与同学发生争执,导致情绪压抑、孤独,产生躯体化、强迫症状、焦虑、恐怖、精神病性、敌对、偏执等心理问题,严重影响了学生的身心健康。造成这种状况的原因主要是长期以来受应试教育的影响,学校、家长往往在高考指挥棒的调遣下,高度重视学生的智力教育,而忽略了学生健康人格的培养。另外,"相对封闭"的高中生活往往会造成学生以自我为中心,使他们不擅长与人交际。

（二）超重/肥胖对大学生生理健康方面的影响

1. 超重/肥胖是健康长寿的大敌

参阅中国肥胖调查分析:体重指数增高,冠心病和脑卒中（脑中风）发病率也会随之上升,超重和肥胖是冠心病和脑卒中发病的独立危险因素。体重指数每增加 2,冠心病、脑卒中、缺血性脑卒中的相对危险分别增加 15.4%、6.1% 和 18.8%。一旦体重指数达到或超过 24,患高血压、糖尿病、冠心病和血脂异常等严重危害健康的疾病的概率会显著增加。肥胖者脂肪组织增多,耗氧加大,使心肌肥厚,心脏负担加重,久而久之,易引发各种心脏问题。大学生正处在发育阶段,身体各项指标都处在巅峰时期,因而普遍不会有明显的疾病症状。但据资料显示,肥胖依旧会带来高血压症,依旧会使其他并发症呈低龄化发展趋势。且无论如何,超重、肥胖总是会给未来健康埋下隐患的。此外,肥胖还会带来肺功能、肝胆功能、关节以及呼吸循环系统功能方面的疾病与不良影响。

2. 影响工作学习，易遭受外伤

身体肥胖者往往怕热、多汗、易疲劳、皮肤皱褶处易患皮炎等，肥胖严重的人甚至可能行动迟缓，走路都有困难，稍微运动就会心慌气短，严重影响正常的学习工作，甚至丧失劳动能力。再者，肥胖者由于身体重量较大，户外运动、磕磕碰碰的力道都会大于普通人，所以更容易骨折、扭伤等。对于大学生来说，大学的学习生活应当是忙碌而有序的，过度肥胖必定会造成生活中的各种不便，如此便会影响到在校期间的学习、社交以及未来的工作和生活。

(三)超重/肥胖对大学生心理健康的影响

对于处在人生成长重要阶段的大学生来说，随着与社会接触的深入，他们的观念也在逐步地发生变化，尤其是对自尊、人际关系、价值体现等方面的精神追求越加明显。但这种需求越是旺盛，就越容易暴露出肥胖大学生的弱势面。由于形体肥胖的影响，肥胖学生在自尊、自信、自我意识、自我评价、社会适应能力、社会交往能力等方面要弱于体型正常的同学。据全国大学生心理健康教育与心理咨询学术交流会所提供的相关研究数据显示，"我国有 10% 至 20% 的大学生存在不同程度的心理卫生问题，其中，适应问题、人际交往、情感、就业成为影响心理健康问题的主要因素"，其数据同样适用于肥胖大学生。肥胖不仅带来了各种风险因素，更对社会功能和心理健康状况等许多方面造成了严重伤害，使负面情绪增加。而且，自卑感往往是肥胖大学生寻求心理辅导的主要原因。

对肥胖学生使用 SCL-90 自测量表的测量结果表明，肥胖学生的"躯体化""人际关系敏感""抑郁""焦虑""偏执"等因子分均高于全国青年常模，这种差异青春期的女生要比男生更为严重，且随 BMI 指数的上升心理健康状况逐渐下降。[①] 一项调查显示，肥胖能够增加抑郁的风险，同时，抑郁具有发展为肥胖的可能性，这在成年人(年龄＞20 岁)中尤为显著。肥胖学生的行为总是比较被动的，同正常体重学生的行为相比，其退缩特征较为明显，具体表现为社交退缩

---

① 王利平. 肥胖大学生心理问题及辅导[J]. 学理论，2011(17).

（男生）和身体不适（女生）。而且，肥胖学生的个性特征往往具有更多的掩饰性，对生活满意度和身体自信评价分数均低于那些体重正常的学生。他们在社交方面存在严重心理障碍，主要表现在个体同外部接触时不敢于大庭广众谈话，交际范围狭窄，例如拒绝发言、容易尴尬、感觉不自然、害羞或胆小、不活跃等。这说明了行为障碍和人际关系敏感度受个体肥胖程度的影响。

1. 超重/肥胖对大学生自我意识的影响

自我意识是对自己身心活动的觉察，即对自我存在的认知以及自己与周围环境之间关系的理解。它反映了大学生在进入大学后，开始真正专心地考虑自我，探索自我和确立自我，理解自我在社会环境中的地位，也反映了对自我价值的评价，同心理健康有着密切的联系。周围同学、朋友背后的窃窃私语，更容易使他们对事物的识别和对问题的分析能力出现偏差，在认识与处理问题上显得不够成熟，有些片面。加之学习任务繁重，心理压力较大，在学习与日常生活中，一旦遇到突发事件，或者说一些挫折与失败，他们就会出现很极端的想法，稍有不慎便会丧失信心，没有足够的勇气去面对现实，久而久之，便会产生不良的心理状态，例如抑郁不振、怯懦自卑、自暴自弃等。肥胖学生对于别人给予的评价是非常敏感的，一句无心之言，也可能会令其情绪产生很大的波动，尤其会对自身的评价产生怀疑。主要表现为抑郁内向、自我评价低等心理行为异常，有时还会引起过激行为。所以加强对大学生自我意识与心理健康的调控是非常重要的，与其未来走向社会、适应社会、日常工作与生活等都是密切相关的。

2. 超重/肥胖对大学生社会交往的影响

评价人际关系是否健康，其社会适应能力是标准之一。对于大学生来说，这方面的影响更多的是童年肥胖所遗留下来的问题。根据埃里克森的人格发展八段理论，处在成年早期的大学生，只有具有牢固自我认同的青年人，才敢于承担风险并与他人发展亲密的关系。因为与他人展开恋爱关系，就意味着要融合自己与他人的同一性，会伴随着自我的牺牲或损失。只有这样，才能建立真正的亲密关系，包括友谊与爱情，从而获得亲密感，避免产生孤独感。"如果一个人不能与他人分享快乐与痛苦，不能与他人进行思想与情感的交流，不相互关心与帮助，就会陷入孤独寂寞的苦恼之中。"肥胖造成的臃肿、笨拙等印象，已使社会给肥胖者贴上了问题标签。于是，肥胖者往往会成为被嘲笑的对象，在青少年交往中尤为常见,而大学生肥胖群体对此更加敏感,由此导致他们产生心理压力和自卑情绪,从而对他们的社会交往造成严重影响,偏激地认为社会对他们的接受度、认可度正在降低。

3.超重/肥胖对大学生应对方式的影响

一般肥胖青年在与人交往方面,一定程度上都会受其自卑感影响。这种自卑感可能是显性的,但更多是隐性的,其藏于人的潜意识中,经过一定的伪装与掩饰,自我发现比较困难。所以,他们绝大多数人都会不自觉地采取独处、退避、幻想等一些不成熟的交往与应对方式。他们认为自己肥胖,在各方面都不及别人,如果向别人求助会显得自己更加一无是处,于是他们就会幻想着有一天减肥成功后别人就不会如此对待自己了。这些看似有些幼稚的想法,却恰恰顺应了肥胖群体的心理状态,所以他们才很少采取一些积极的交往和应对方式,遇到问题多会选择逃避、退缩。久而久之,肥胖大学生会由于长期羞于与同龄人在一起,而导致退缩行为进一步加重,人际交往能力就会下降。肥胖大学生常有较强的被动性和依赖性,在学习任务繁重的情况下,就业难的压力也在困扰着他们,对于如何走向社会充满着茫然与无措,于是就会变得缺乏自信,而没了自信还谈什么应对?在这种状态下,肥胖大学生会经常通过暴饮暴食来缓解压力,满足自己,因而构筑了肥胖的发生与不良心理因素的因果关系网,造成严重后果。

此外,在竞争日益激烈的社会中,一些肥胖学生在恋爱、就业等方面受到不公正的待遇,甚至有歧视现象存在,同时有一些肥胖学生因体质测试成绩达不到标准而影响毕业。社会给肥胖者贴上的笨拙、懒惰标签所带来的压力,使得肥胖学生更容易产生人际关系的敏感、敌对、焦虑和强迫症状等心理问题,心理负担日益加重。

三、大学生超重/肥胖问题的对策与措施

(一)学校开设特色班的信息问卷结果

1.如果你想发展肌肉或锻炼,你希望通过什么方式

问卷结果如图 3-5-1 所示:①自己练习,占 41.03%;②社会上的健身培训,

占 0;③学校内部的健身培训,占 58.97％。

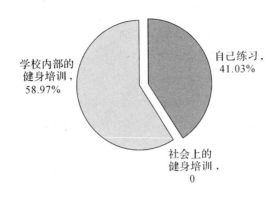

图 3-5-1　发展肌肉或锻炼的方式

2.如果你想减肥,你希望通过什么方式(多选)

问卷结果如图 3-5-2 所示:①节食,占 41.03％;②运动,占 79.76％;③手术,占 0;④药物治疗,占 0.17％;⑤针灸,占 3.33％;⑥合理饮食,占 40.18％;⑦其他,占 5.25％。

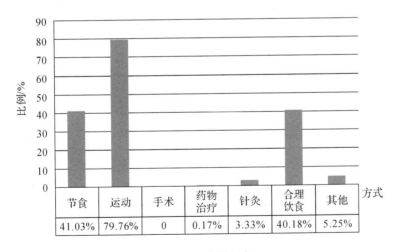

图 3-5-2　减肥方式

3.你认为学校开设健身培训班(俱乐部)有必要吗

问卷结果如图 3-5-3 所示:①有必要,占 89.46％;②不必要,占 10.54％。

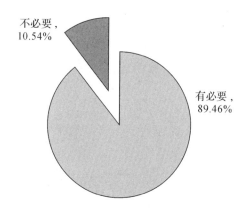

图 3-5-3　开设健身培训班(俱乐部)的必要性

4.如果学校开设健身培训班(俱乐部),在时间允许的情况下,你愿意参加吗

问卷结果如图 3-5-4 所示:①愿意,占 91.33%;②不愿意,占 8.67%。

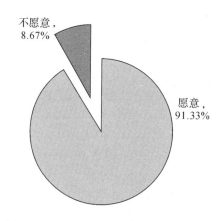

图 3-5-4　参与健身培训班(俱乐部)的意愿

5.你希望健身培训班的模式(多选)

问卷结果如图 3-5-5 所示:①53.85%的同学选择了体育课模式,同时希望增加发展肌肉的内容;②51.28%的同学希望能成立专门的健身培训班模式,面向大一、大二有体育课学生,使这些学生选择该班无须再上其他体育课,教学内容以增加体重、发展肌肉为主;③56.77%的同学选择了健身俱乐部,同时希望该俱乐部能面向全校学生,纳入现有体育俱乐部管理;④56.76%的同学希望开设健身培训校选课,按校选课要求进行。

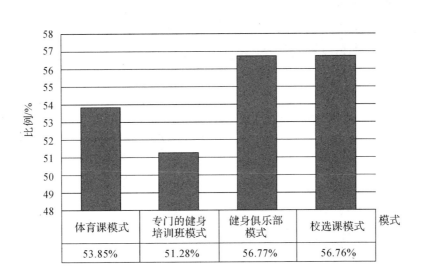

图 3-5-5　希望健身培训班的模式

6.你希望健身培训班开设的时间

问卷结果显示,100％学生皆表示希望健身培训班在工作日晚上开设。

7.如果参加健身培训班,你认为最大的障碍是什么

问卷结果如图 3-5-6 所示:①怕别人嘲笑,占 0;②担心没有效果,占 20.52％;③没有时间,占 15.38％;④没有毅力和信心,占 64.10％。

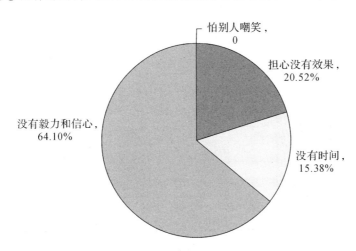

图 3-5-6　参加健身培训班最大障碍

117

8.假设你参加了健身培训班,你认为自己会达到预期的效果吗

问卷结果如图 3-5-7 所示:①会达到预期效果,占 91.03%;②不会达到预期效果,占 8.97%。

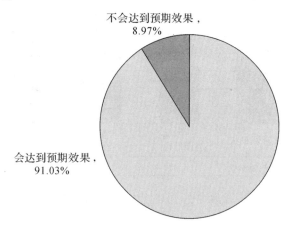

图 3-5-7　预期的效果

9.你对学校开设塑形特色班的宝贵建议(可提多条意见)

问卷结果如图 3-5-8 所示:①71.80%的学生希望做到减肥塑身形式多样;②62.40%的学生希望针对性地改善自己的身体状况;③63.70%的学生希望能得到教师或教练的专门指导;④66.90%的学生希望能有专门的测试仪器。

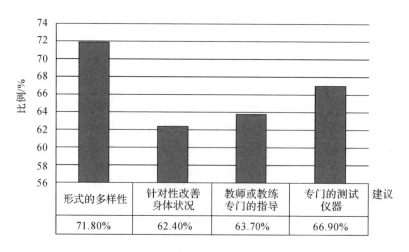

图 3-5-8　对塑形特色班的建议

(二)大学生超重/肥胖问题的对策与建议

1.大学生超重/肥胖问题的对策

对超重/肥胖的大学生进行问卷调查后,以减肥健美、增强体质、消遣娱乐、治疗疾病、参加比赛为体育锻炼目的的大学生所占的比例显示,学校中超重和肥胖女大学生对于锻炼的认识清晰一致,所以对这部分弱势群体进行积极健康的健身引导非常重要。年龄、学习环境及生活环境对超重和肥胖大学生的健康观念有着重要的影响作用,这部分学生更加清楚地认识到健康的生活习惯、体育锻炼、充足的睡眠、合理营养、预防和减少疾病、提高对环境的适应能力对于健康的重要性,学生有较强的减肥与提高体质的愿望。

对超重/肥胖的大学生进行问卷调卷后发现:79.76%学生希望通过运动达到健身、减肥的目的,40.18%学生希望通过合理饮食达到健身、减肥运动的目的;五成以上的学生希望通过学校内部的健身培训来发展肌肉或锻炼,而41.03%学生希望自己练习;89.46%学生认为学校有必要开设健身培训班(俱乐部);如果学校开设健身培训班(俱乐部),在时间允许的情况下,91.33%学生表示愿意参与。以上结果进一步表明,学生有较强的减肥与提高体质的愿望。虽然64.10%学生认为参加健身培训班(俱乐部)最大的障碍是没有毅力和信心,有91.03%学生认为参加了健身培训班(俱乐部),会达到预期的效果,并希望利用多样化的减肥、塑身形式,来针对性地改善身体状况。

针对以上的调研结果,再结合学生的需求,实施以下对策:首先,对超重/肥胖大学生的膳食习惯及运动习惯进行调查,以期较为综合、全面地了解超重/肥胖大学生的健康状况与身体成分特征,同时结合国内外对超重/肥胖干预方法的研究,以知信行模式为基本理念,从而有针对性地对超重/肥胖大学生采取以合理饮食处方、运动处方与心理干预相结合的措施;其次,采用俱乐部干预模式与塑身减肥班模式,结合营养控制干预针对超重/肥胖大学生设计干预方案,实施干预,并完成各项指标测试,将超重/肥胖大学生组成实验班进行一学期的干预,观察实验干预前后超重/肥胖大学生的身体成分、机能指标、生理指标、身体素质与心理的变化,以期全面了解超重/肥胖大学生的身体成分特征,探讨运动减肥干预模式对超重/肥胖大学生的健康产生的影响及其机制,引导大学生建立科学的健身与饮食理念,增强其体育意识,培养其自觉锻炼的习惯,满足大学生对形体的需求,并减少减肥的盲目性,为体育课的教学和指导减肥健身锻炼提供实践与理论依据。

2.大学生超重/肥胖问题的建议

(1)体育教学与课外体育活动应该加强对超重/肥胖大学生的关注:加强对其提供正确体育观念、知识和方法的支持;培养肥胖人群自我调控、自我锻炼的意识;不仅为他们提供场地器材和体育运动帮助,更应该为其提供心理支持。

(2)深化体育教育改革,围绕促进学生身心健康的核心目标,构建科学的体育健康课程体系。

(3)进一步加大体育课程和学生体育活动改革的力度,从内容的选择到教学的评价,都要突出健康第一的思想。强调以学生为主体的体育实践环节,积极推动学生课外体育活动的开展和内容的多样化。

(4)加强学校的健康教育,加强对健康教育目的的认识。重视健康教育的课程建设,积极探索健康教育的形式和途径。学校健康教育应促使学生养成健康的生活方式、良好的运动习惯及心理素质,使学生掌握心理健康教育的相关知识。

(5)心理调适是一个漫长的过程,因此,体育教育工作者应具备一定的心理教育知识和方法,了解和掌握学生的心理特点,在教学中结合教材有针对性地采用形式多样的教学方法和手段,使学生在体育运动中体验快乐、体验成功,消除不良情绪。

(6)培养肥胖大学生的锻炼习惯和运动能力。肥胖大学生大多不愿意主动参加体育运动,对体育运动没有兴趣,不积极参加体育锻炼,运动能力较差。因此,提高他们的运动能力,培养他们形成良好的锻炼习惯,树立其终身锻炼的思想,是提高他们身体、心理健康水平的关键。

第四章　肥胖运动减肥干预模式的构建

近几年的全国体质调查资料显示,中国学生的体质在持续下降,学生的超重/肥胖率在最近 5 年迅速增加,1/4 的城市男孩变得肥胖。我国大学生超重/肥胖比例亦以极快的速度逐年上升,超重/肥胖人口的比例呈逐渐上升的趋势,其中超重/肥胖学生占较大的比重,身体素质的若干指标低于美国、日本同龄的学生。大量的研究表明,超重/肥胖是影响身体健康的因素之一,它被证明至少与 23 种疾病有关。超重/肥胖不仅影响人的形体美,而且和一系列疾病紧密相连,严重影响大学生的健康,甚至有些学生因超重/肥胖,导致其体质测试成绩不过关,不能获得毕业证书。大学生是祖国的栋梁之材,建设繁荣富强的祖国的重担就落在他们身上,因此,对超重/肥胖大学生进行运动与营养干预,提高他们的整体身体素质已刻不容缓。

本研究首先调查了超重/肥胖大学生的膳食习惯及运动习惯,以期较为综合、全面地了解超重/肥胖大学生的健康状况与身体成分特征,同时结合国内外对超重/肥胖干预方法的研究,有针对性地为超重/肥胖大学生制定一套合理饮食处方、运动处方与心理干预的措施;其次将超重和超重/肥胖大学生组成实验班进行一学期的干预,观察实验干预前后超重/肥胖大学生的身体成分、机能指标、生理指标、身体素质与心理的变化。其研究价值在于:①全面了解超重/肥胖大学的身体成分特征;②探讨运动与饮食处方干预对超重/肥胖大学生的健康产生的影响及其机制;③引导大学生建立科学的健身与饮食理念,形成正确的行为习惯,满足大学生对形体的需求,并减少减肥的盲目性;④提高超重/肥胖大学生的身心健康水平,为体育课的教学和指导减肥健身锻炼提供实践和理论依据。

第一节　健康减肥干预模式的研究现状

（一）本研究核心概念的界定

超重/肥胖是指在机体的脂肪组织和各种脏器组织中，脂肪异常沉着，尤其是甘油三酯积聚过多而导致的一种状态。本研究以国际上公认的 BMI 指数确定与评价超重/肥胖的大学生群体。我国成人 BMI 的评价标准是：BMI＜18.5，属于偏瘦；18.5≤BMI≤23.9，属于正常；24≤BMI≤27.9，属于超重；BMI≥28，属于肥胖。[①]

身体成分是指人的机体中的皮肤、脂肪、肌肉、骨骼、内脏、脑体、神经等的含量，即组成人体各组织器官的总成分，包括脂肪成分和非脂肪成分。[②] 本研究的身体成分主要包括大学生的体重、身高、BMI 指数、体脂肪、WHR、体脂百分比、去脂体重、皮脂厚度、四肢与躯干等脂肪含量、身体均衡度等指标，通过这些指标科学地进行效果评价与验证。

健康教育是指通过信息传播和行为干预，帮助人们掌握卫生健康知识和技能，树立健康观念，自愿采取有利于健康的行为和生活方式的教育活动和过程。

知信行模式是认知理论和动机理论等在健康教育中的应用，是有关行为改变较成熟的理论模式。知信行是知识、态度、信念和行为的简称。该理论模式认为：知识是基础，信念是动力，行为改变过程是目标。[③] 在健康教育领域，知信行模式是应用较多且较成熟的理论模式。本研究将以上模式为基本理念，结合大学生的体质健康、心理健康、健康需求等实际状况，构建适合大学生健康的运动、饮食与行为习惯的干预模式。

---

① 国家体育总局群体司，国家国民体质监测中心.2007 年国民体质研究报告[M].北京：人民体育出版社，2007：23-24.

② 刘卫，李丰祥.大学生身体成分特征与运动能力及体质健康的关系[J].体育学刊，2004，11(1).

③ 马晓.健康教育学[M].北京：人民卫生出版社，2004.

（二）国内外研究现状述评

1.国外学校健康教育研究现状

一些发达国家的学校健康教育发展比较快,师资力量相对雄厚。美国对青少年的健康教育十分重视,并已具备了较健全、完善的机构与体系与之适应。20世纪90年代中期,他们就形成了比较健全的学校健康教育体系。美国有200所大学设立了健康教育专业,20所大学可培养健康教育专业的硕士生、博士生。健康教育师资培训课程体系涉及健康的各个方面,包括心理和情感健康,家庭与家庭关系,人体生长和发育,营养学,个人健康,烟、酒、毒品对人体的危害,慢性及传染病的预防和控制,安全教育及意外事故的预防,消费健康及公共健康,环境健康等。

20世纪90年代末,日本的学校健康教育专家提出了保健行为和健康、维持健康和发育、老化的3大领域共9系列42项内容的体系方案[①],阐明3部9系列内容体系的相互关联关系。

英国各级政府高度重视艾滋病及相关健康问题的教育,将其作为卫生、教育部门工作的重要内容,并纳入主管部门的工作计划。在英国学校性教育系统文件中规定:中等学校必须为学生提供性教育,包括讲授HIV/AIDS和性传播疾病等方面的知识,这些知识可以通过与道德教育、家庭生活价值观教育相结合的方式传授给学生。[②]

2.国内学校健康教育研究现状

中国的学校健康教育是在近代新式学校的兴办和发展的基础上逐渐形成并发展的。1898年,我国岭南学堂(后改称岭南大学)正式将学校内医生称为校医,学校职员中设校医的职位,由专人负责学校的卫生工作。[③] 以官方法规的形式将健康教育纳入学校正式课程,标志着学校健康教育进入了一个新的起点。

---

① 齐建国.当前日本学校健康教育体系化的研究[J].国外学科教育,1999(5):48.

② 马迎华,廖文科.英国和荷兰预防性病艾滋病学校健康教育现状[J].中国学校卫生,2004(1).

③ 张丹红,张苏明.19世纪后叶20世纪前叶中国的学校健康教育[J].中华医史杂志,1999(3).

在 1934 年教育部颁布的《师范学校课程标准》中,正式使用"健康教育""健康促进"之词,并较详细地规定了其各项教学内容及要求。1977 年以来中央爱国卫生委员会健康教育处的成立、《健康报》的复刊、《中国健康教育》的创刊发行等,标志着我国学校健康教育发展进入了一个新时期。1990 年以后国家颁发了一系列有关法规、文件,如国务院颁布《学校卫生工作条例》,1993 年国家教委发布《国家教委关于印发大学生健康教育基本要求的通知》,1995 年 7 月国家教委下发《学校健康教育评价方案(试行)》等,从多方面对学校健康教育进行了具体的规范。对这一系列法规、文件的贯彻实施,促进了学校健康教育的发展。① 然而,从大量的高校健康教育现状调查报告中可以看到,大部分高校的健康教育受到应试教育的制约,其课程仍局限在课堂教学和讲座上,且开设的课时少、内容单一,普遍存在"重知识传授,轻行为培养"的教育倾向,浙江省大多数高校甚至未开展健康教育课,使多数学生的健康行为滞后于健康意识,因而难以保证健康教育的真正、有效的实施与贯彻。经查阅 1994—2014 年中国知识资源总库——CNKI 系列数据库核心期刊,输入关键词"健康教育模式"进行模糊检索,共查到 61 篇文献。大部分文献是对学生的心理健康教育的研究,且以关于中小学、幼儿心理研究的较多,关于高校学生心理模式的研究较少,与高校教育模式相关的文献只有 8 篇。这些数据进一步表明高校实施大学生健康教育任重道远。

3. 主要健康模式

1990 年,世界卫生组织在有关文件中论述健康时,根据现代人的状况,将人的"道德健康"寓于健康概念之中,认为人的健康应包括"躯体健康、心理健康、社会适应良好和道德健康"②四个方面。健康教育是指通过信息传播和行为干预,帮助人们掌握卫生健康知识和技能,树立健康观念,自愿采取有利于健康的行为和生活方式的教育活动和过程。③ 健康教育诊断是指在面对人群的健康问题时,通过系统的调查、测量来收集各种有关事实资料,并对这些资料进行分

① 傅华,李枫.现代健康促进理论与实践[M].上海:复旦大学出版社,2003:205.

② 刘俊庭,吴纪饶.大学生健康教育[M].北京:高等教育出版社,1999:4,43-46.

③ 马晓.健康教育学[M].北京:人民卫生出版社,2004;俞爱玲,莫洁华.美国印第安纳大学学校健康教育师资培养课程体系[J].中国学校卫生,2003(3):292-293.

析、归纳、推理、判断,确定或推测与此健康问题有关的行为和行为影响因素,以及健康教育资源可得情况的过程。①

健康模式主要有以下三种类型:

(1)格林模式。美国著名健康教育学专家劳伦斯·格林博士于20世纪70年代创立了格林模式。格林认为,在制订教育计划前,要进行"诊断分析",即先从分析目标人群的生活质量入手,寻找目标人群的健康问题及引起这些问题的原因,然后有针对性地制定健康教育对策,最后加以实施与评价。该模式提供了一个应用理论的组织框架,通过这个组织框架可以找出最合适的干预策略并指导实施。

(2)健康信念模式。健康信念模式于1958年由Hochdaum提出,经Becker、Rosenstock等社会心理学家的修订后逐步完善,它是目前用于解释和指导干预健康相关行为的重要理论模式。该理论认为健康信念是人们接受劝导,改变不良行为,采纳健康促进行为的关键。健康信念模式具有很强的指导意义,特别在疾病预防的健康教育方面,得到了广泛的应用。

(3)知信行模式。知信行模式是认知理论和动机理论等在健康教育中的应用,是有关行为改变较成熟的理论模式(见图4-1-1)。知信行是知识、态度、信念和行为的简称。该理论模式认为,知识是基础,信念是动力,行为改变过程是目标。为达到行为改变,必须具备相应知识,采取积极的态度,对知识进行有根据的独立思考,对自己的职责有强烈责任感,才可逐步形成信念,从而支配人的行动。人们从接受信息到行为改变要经历一系列复杂的过程,只有全面掌握行为转变的复杂过程,及时做好教育与促进工作,才能达到行为改变的目的。在健康教育领域,知信行模式是应用较多且较成熟的理论模式。

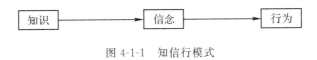

图4-1-1 知信行模式

在高校健康教育的实践中,对于大学生健康知识的积累和健康行为与习惯的养成,无论是在短期显性效果还是长期隐性效果方面,该模式都具有十分重

---

① 马晓.健康教育学[M].北京:人民卫生出版社,2004.

要的意义。本研究将以以上模式为基本理念,结合大学生的体质健康、心理健康、健康需求等实践状况,构建适合大学生健康的运动、饮食与行为习惯的干预模式。

结合第一章中关于超重/肥胖大学生的体质健康与身体成分特征等的研究现状,以及第二章中关于超重/肥胖的测量方法、现代减肥研究方法等内容,本研究观察并比较了实验干预前后超重/肥胖大学生的身体成分(体重、身高、体脂肪、WHR、体脂百分比、去脂体重、皮脂厚度、四肢与躯干等脂肪含量、身体均衡度)、机能指标(哈佛指数、安静心率、肺活量、肺活量体重指数等)、生理指标(蛋白质含量、细胞内液、细胞外液、矿物质含量、身体水分含量、基础代谢等)、身体素质(立定跳远、仰卧起坐、800米或1000米、跳绳和握力)的变化,全面了解其体质与身体成分特征,探讨运动与饮食处方干预对其健康产生的影响及其机制,引导大学生建立科学的健身与饮食理念,增强其体育意识,培养其自觉锻炼的习惯,满足大学生对形体的要求,并减少减肥的盲目性,促进超重/肥胖大学生的身心健康,为体育课的教学和指导减肥、健身、锻炼提供实践和理论依据。

第二节　运动减肥机制的研究现状

笔者查阅了相关文献,发现关于运动减肥生理机制的研究较多,关于增进心理健康生理机制的研究相对较少。因此,本研究主要从运动减肥的生理机制以及运动的心理健康机制两大方面来阐述,其中心理健康机制包括运动增进心理健康的生理机制、运动增进心理健康的心理机制、运动产生短期心理健康效应的机制、运动产生长期心理健康效应的机制。

一、运动减肥的生理机制

(一)相关激素水平的变化

运动时,机体内血浆胰岛素水平下降,胰高血糖素、促肾上腺皮质激素、促甲状腺素的浓度上升。这些激素的升高可激活脂肪细胞膜上的腺苷酸环化酶,让细胞内的环磷酸腺苷水平提高,导致激素敏感性脂肪酶激活,从而促进脂肪组织中脂肪水解成甘油和脂肪酸而进入血液。这样,加速了体内脂肪组织中脂肪的动员,减少了体内储脂。[①]

（二）运动时机体耗能增加

参与运动的器官,尤其是骨骼肌、心肌,除了动用本身储存的脂肪外,还大量从血浆中摄取游离脂肪酸,为能源物质进行氧化供能,从而使血浆中血脂下降。有研究表明,运动时脂肪酸的氧化放出的 CO_2 数量占呼出气体中 CO_2 的 $25\%\sim50\%$ 。

（三）运动可以降低 α-磷酸葡萄糖脱氢酶的活性

运动使 α-磷酸甘油脱氢酶活性提高,α-磷酸甘油是合成脂肪的必需成分,α-磷酸甘油的氧化加强,又让脂肪合成的原料缺乏,因而妨碍脂肪的合成。运动让脂肪分解代谢加快,合成减少,各个组织器官对脂肪酸的氧化增加,从而血脂下降、体脂减少。

（四）增加休息时的代谢率

人体在 $18\sim25℃$ 室温下,空腹、平卧并处于清醒、安静的状态称为基础状态。此时,维持心跳、呼吸等基本生命活动所必需的最低能量代谢,称为基础代谢(BM)。其数值与性别、年龄、身高、体重、健康状况有关,如前所述。机体产生的能量最终全部变为热能,因此为了比较不同个体能量代谢的水平,可用机体每小时每平方米体表面积散发的热量[千焦/(时·米²)],即基础代谢率(BMR)来表示。

（五）通过影响食欲减少食物的摄入量

肥胖者进行适宜强度的体育锻炼后,经常出现正常的食欲降低、摄食量下降的现象,从而减少了能量的摄入。

---

① 唐征宇.试论身体锻炼与心理健康之间的关系[J].心理科学,2000(3).

二、运动与心理健康

(一)运动增进心理健康的生理机制

大量的动物试验和人体试验研究证实,适量的体育运动能对人体健康产生良好的促进作用,而这种作用往往是通过对机体的多途径、多靶点的整合调控作用而发挥的。[①] 神经系统、内分泌系统、免疫系统是有机体的三个重要组成部分,在机体内发挥着重要作用,但是它们的作用并非各自独立,而是相互影响、相互联系的。以下丘脑为连接中枢构成了一个完整的网络系统。现代医学研究表明,调节全身功能系统的中枢正是这一神经内分泌与免疫调节网络。[②] 具体如下:

(1)它们拥有共同的神经肽激素、细胞因子和共同的受体,可使系统内、系统间得以相互沟通与调节;

(2)机体的细胞免疫与体液免疫借助于血液循环、淋巴循环和组织液进行和实现免疫反应生理过程,而神经、内分泌系统的调控最终也通过循环血液和组织液完成,发生交叉性影响;

(3)神经系统、内分泌系统与免疫系统在信息分子和细胞表面标志、信息储存和记忆周期性变化、正负反馈调解机制、衰老与性别差异等方面均有不同程度的相似之处;

(4)各种生物活性物质对神经系统、免疫系统与内分泌系统的作用通常是以比较完整的正反馈与负反馈调节环路为基础的,形成精确调节、放大效应、整合效应、自限性等。[③]

(二)运动增进心理健康的心理机制

体育运动如何降低应激反应、调节情绪、增进心理健康、预防和治疗心理疾

---

① 徐波.体育锻炼缓解研究生抑郁和焦虑和研究[J].广州体育学院学报,2002(3).
② 徐波,季浏,余兰,等.体育锻炼对我国城市居民心理状况影响的研究[J].心理科学,2003(3).
③ 苏坚贞.体育锻炼对中学生自尊影响的研究[J].华东师范大学学报,2002(3).

病是一个非常复杂的问题。体育运动的心理健康效应已经被许多的研究事实所证实,但是其中的中介机制和影响因素还不十分清楚。很多研究者认为,其原因除了可以从生理学的角度来解释外,还可以从心理学的角度来加以分析,即体育锻炼能产生良好的心理效应,有着心理学的机制。当前运动心理学对该问题的关注主要集中在认知情绪、应激等心理过程与效应方面,并产生了很多的相关理论,具体如下:

(1)第一种理论认为,体育运动可以促进身体健康,而身体健康又可以提高个体的控制感和自我效能感。[1]

(2)第二种理论认为,体育锻炼是一种引起变更意识状态的沉思方法。[2]

(3)第三种理论认为,体育运动是一种生物反馈方法,能促使个体控制自己的自主唤醒水平。[3]

(4)第四种理论认为,体育运动可以转移个体不愉快的认知、情绪和行为。[4]

(5)第五种理论认为,体育运动可以产生焦虑和应激的身体症状,如出汗、呼吸加快和疲劳等,但是,并不伴随痛苦情绪的主观体验,因而焦虑和应激性身体症状的出现反而会使心理功能得到改善。[5]

(6)第六种理论认为,由于锻炼者会受到社会的强化,所以会产生良好的心理状态。[5]

(7)第七种理论认为,体育运动可以被看作一种缓冲器,可以降低个体由于应激生活事件所带来的紧张水平。[6]

(8)第八种理论认为,体育运动可以提高个体的身体和认知系统与消极情绪对抗的能力。[7]

---

[1]　何影.体育锻炼的持续时间对大学生抑郁水平、身体自尊水平的影响及验证中介模型[J].体育与科学,2003(4).

[2]　苏坚贞.体育锻炼对中学生自尊影响的研究[J].华东师范大学学报,2002(3).

[3]　王琳,王安利.实用运动医务监督[M].北京:北京体育大学出版社,2005.

[4]　何铃,张力为.抽象及其身体自尊评价方式与生活满意感的关系[J].北京体育大学学报,2002(3).

[5]　季浏,罗伯特·J科克比.身体锻炼心理学的研究现状和未来方向[J].天津体育学院学报,1997(3).

[6]　季浏.体育与健康[M].上海:华东师范大学出版社,2014.

[7]　陈大为.体育活动对情绪健康的影响[J].体育与科学,2002(2).

(三)运动产生短期心理健康效应的机制

短期心理健康效应的机制,是指单次体育运动在较短时间内对个体心理状态产生不稳定影响的原因。目前主要有以下几种理论假说。

1. 心境状态改善假说

一次体育运动的短期心理效应,首先体现在情绪改善方面。情绪问题是一般人最经常体验到的。心境是评价情绪的主要指标。目前已经有一些研究开始使用心境这个指标对体育运动的短期情绪效应进行解释,认为体育运动之所以能够产生短期心理效应是由于单次体育锻炼可以改善心境状态。[①] 该假说在西方运动心理学中占有重要的地位,其原因在于以下三个方面:[②]

(1)心境可以作为研究体育运动心理健康效应机制的一条途径。

(2)改善恶劣的心境越来越成为现代人的需要,而体育运动被认为是一种非常有效的手段。

(3)心境在研究人们参加体育运动的心理牵引方面具有很大的可操作性;个体倾向于把他们的心境状态维持在稳定的特质水平上,这个过程被叫作心境的动力平衡。动力平衡模型需要两种机制:平衡机制和失衡机制。

2. 良好情绪体验假说

本研究从流畅体验、跑步者高潮、注意力分散假说三种良好情绪体验假说来阐述,具体如下。

(1)流畅体验。流畅体验是一种理想的内部体验状态。在这种体验状态中,运动过程本身就是一种乐趣和享受,个体忘却自我地、全身心地投入体育运动中,并产生对活动过程的控制感。产生流畅体验是指个体表现出不惜代价地从事某项运动,并且完全出于所从事的活动过程本身。[③]

一项对120名大学生进行的调查问卷列举了体育运动、学习工作、人际交往、宗教等活动,询问其以往在何种情况下体验过流畅感觉,多数人回答在体育

① 邓荣华,颜军,金其贯.运动增进心理健康的机制及运动处方[J].西安体育学院学报,2003,20(3):107-110.

② 毛荣建.锻炼行为激发机制的研究进展[J].体育学刊,2003(2).

③ 蒋华明.自尊研究的进展和意义[J].心理科学,2002(2).

运动中有过这样的感受。

（2）跑步者高潮。在跑步中出现愉快体验是经常锻炼者一种共同的体验，这种体验也叫作体育锻炼快感，也可以在跑步以外的其他项目中体会到。① 这种状态是在跑步中瞬间体验到的一种欣快感，通常是不可预料的出现。当出现时，跑步者会体验到一种良好的身心状态，感觉到自身与情景融为一体，身体轻松，忘却自我，充满活力。当锻炼者成功完成某项任务时，并在某些锻炼中产生这些特殊的情感体验后，就会诱发积极的情感和再次尝试的欲望，并能抵消一部分抑郁、焦虑等情绪的影响，近而改善心理状态。

（3）注意力分散假说。通过体育运动可以分散对自己的忧虑和挫折的注意力，使消极情感得以发泄，使紧张情绪得以松弛，并趋向稳定。同时，体育锻炼也可以为淤积的各种情绪提供一个公开的、合理的发泄口，使遭受到挫折后产生的冲动通过运动得到升华和转移。一些研究表明，慢跑、游泳等活动能使锻炼者进入自由联想状态。在单调、重复性的技术动作中，通过冥想、思考等思维活动，可以促进思维的反省和脑力的恢复。对于那些参加集体项目的锻炼者来说，他们必须全身心地投入到活动之中，没有时间考虑那些使他们感到忧虑的事件。这种对注意力的有效集中和转移，可以达到调节情绪的目的，从而有利于锻炼者的心理健康。

（四）运动产生长期心理健康效应的机制

体育运动产生长期心理效应的心理机制，是指长期系统的体育锻炼对个体某些稳定心理特质产生影响的心理学原因。

1. 认知行为假说

运动可以诱发积极的思维和情感。这些积极的思维和情感对抑郁、焦虑和困惑等消极情绪具有一定的抵抗作用。这一理论解释与班杜拉的自我效能理论是一致的。班杜拉认为，人们完成了一项自己认为较为困难的任务后，他们会感到自我效能的提高。对于没有锻炼习惯的人来说，体育锻炼是一件困难的事。如果能够使自己养成锻炼的习惯，人们就会体验到一种成功感和自我效能的提高感。

---

① 马前锋，等.有氧锻炼负荷强度对少年儿童心理健康的影响[J].中国体育科技，2003(5).

这种感受有助于打破与抑郁、忧虑和其他消极心境状态相关联的恶性循环。

2.社会交互作用假说

运动中与朋友、同学等进行的社会交往是令人愉快的,它对心理健康的改善有极其重要的作用。首先,运动本身是一种社会活动,是人际交往的形式之一。在不同的锻炼群体中,不同的个性特征、不同的生活背景、不同的人生经历的人参与其中,在共同的锻炼过程中集合在一起,相互交流、相互鼓励,并从中得到广泛的社会支持。这是一个较好的培养人与人之间正常关系、产生和强化社会适应的机会。其次,不同的锻炼形式对参与者的影响也有所不同,个人性的体育锻炼形式在一定程度上能增强参与者克服障碍的信心和勇气,增强人体对快速生活节奏的应变能力和耐受能力,并提高他们的胜任动机;集体性的锻炼形式可以培养锻炼者的竞争与合作精神、以大局为重和善于处理人际关系的品质,这也从另一个角度增强了个体的社会适应能力。

3.心理控制感假说

控制感是指个人行为的有效控制和驾驭外部环境的期望值。与外部控制型的人相比,内部控制型的人能更成功地应对压力事件。一些研究考察了控制感与压力应对和个体健康之间的关系,提出控制感对个体的健康十分重要。

有学者概括了三种主要的个人控制类型:

(1)行为控制,指一些直接的行为。

(2)认知控制,指一个人对事件的解释。

(3)可选择行为,指个人有几种不同的行为模式可以采用。

运动可以通过提高心理控制源的内控倾向,有效地帮助个体积极地控制与其健康有关的环境。

4.自尊假说

运动对自尊产生积极影响的原因可能是生理的、心理的和社会的,或者是三者综合作用的结果。如身体状况的实际改善、外界的积极评价的增加、锻炼者身体满意度的增强等,都会对自尊产生积极的影响。

5.心理社会应激反应假说

心理社会应激反应假说认为,有氧锻炼有助于改善个体对心理社会应急源的

反应,从而有助于增强个体抵抗应激的能力。该假说主要是基于以下两种观点:

(1)应急源和体育锻炼的交感反应和心血管反应较为相似。

(2)有氧运动可以使个体心血管系统的机能得到增强。从体育锻炼对长期心理效应应激和紧张的缓解作用上看,可以把前者看作后者的缓冲器和释放通道。

6.运动愉快感假说

运动愉快感本身是一种积极的情绪体验,它似乎是使体育运动者的心理健康效应达到最大值的一个重要的中间变量。如果体育锻炼者不能从体育活动中获得乐趣,那么可能会影响他在活动后的心理状态。

运动愉快感能使体育锻炼产生更显著的积极效应,主要表现为:可能使体育锻炼者更加积极地参加体育锻炼,从而获得更多的健康心理效应;运动愉快感本身具有直接的健康效应,使锻炼者更容易获得积极的心理健康效应。[①]

(1)运动愉快感的定义

1996年,基迈克运用演绎推理法,对运动愉快感做出了较为全面的定义:①运动愉快感不仅是积极的情感,而且是最优化的心理状态;②运动愉快感不是锻炼的情绪结果,而是锻炼的心理过程;③运动愉快感作为最优化的状态是一种排他的结构,而不是包含性的结构,即运动愉快感只是由于运动本身所引起的;④内部动机和运动愉快感有区别,但是仍然有相似之处,运动愉快感是一种心理流畅状态。

(2)与运动愉快感有关的因素

运动强度:一般以心率来评定,因其方法简单,应用广泛。

最大心率(预期最大心率)=220—年龄;大强度运动:70%~80%最大心率;中强度运动:50%~60%最大心率;小强度运动:<40%最大心率。

运动时间:30~60分钟,每周3~4次。

运动方式:混氧运动。

动机:获得运动愉快感。

自我效能:指个体对自己是否能够成功地进行某一成就行为的主观判断,

---

① 李贵斌.肥胖女大学生身心健康的体育干预研究[D].大连:辽宁师范大学,2007.

它与自我能力感是同义的。一般来说,成功经验会增强自我效能,反复的失败会降低自我效能。

社会环境:来自指导者、同伴、观众等的社会支持是个体参加体育锻炼并坚持体育锻炼的主要原因。

第三节　有氧运动作用及减肥的运动处方研究现状

有氧运动的形式很多,如快走、慢跑、健身操、游泳、骑自行车、健美操等。大量学者的研究表明,30分钟以上的体育锻炼,脂肪的水解与氧化增加较明显;运动减肥的效果是肯定的,而且在体重降低的同时保持瘦体重不变,甚至瘦体重增加,使身体成分发生良好的变化。[①] 本节详细介绍了有氧运动的作用及有氧运动处方,为更好地了解运动减肥与构建运动减肥干预模式奠定理论与实践基础。

一、有氧运动作用

(一)有氧运动能增加能量消耗,调节能量平衡

肥胖发生的生理机制是能量摄入大于能量消耗,而有氧运动本身能够增加能量消耗。步行、跑步、游泳等运动的能量消耗是静坐的几倍到几十倍。Jonge等人的研究表明,长期规律的有氧运动可提高安静状态下的基础代谢率,增加能量消耗。同时,有氧运动还能影响能量摄入。Sehoener等人的研究表明,有氧运动可减轻低脂和高脂饮食造成的脂肪正平衡,抑制过度进食造成的脂肪细胞数增加,减少细胞体积的增大。一项对肥胖和正常体重妇女能量消耗对摄食和身体成分影响的研究发现,肥胖妇女的摄食量没有因能量消耗的增加而增加,呈负平衡和体重减轻状态;而正常妇女的摄食量增加,保持能量平衡状态,使肌肉、脂肪和总体重得以维持正常。

---

① 范存欣,王惠苏,马绍斌,等.女大学生减肥行为及其认知现状调查[J].预防医学论坛,2012(7).

（二）有氧运动能减少体脂，改善身体组成成分

各种形式的运动都会增加脂肪的氧化，消耗脂肪，但长时间中低等强度的有氧运动，脂肪供能的比例最大。在运动的最初十几分钟，一般是通过糖原分解来供给能量，在 15～20 分钟后，脂肪细胞才开始分解供给能量，而且随着运动时间的延长，脂肪细胞供给能量的比例逐渐增大。因此要达到有效的脂肪动员，运动时间最好持续 30 分钟以上。同时，运动还可以增加安静状态下的脂肪供能，有助于调节体重，防止体脂堆积，避免肥胖。采用运动增加能量消耗，调节并改善能量平衡，减少的是脂肪，可使人体在较低的体脂肪水平下建立新的平衡，对体脂肪进行控制。如果仅通过减少饮食量减轻体重，则会减少瘦体重，速度过快还会引起脱水。

（三）有氧运动能提高脂代谢

蔡蕾等人的研究证明持续、规律的有氧运动可降低血胆固醇（TC）、甘油三酯（TG）、低密度脂蛋白（LDL）水平，升高高密度脂蛋白（HDL）水平，有效预防高脂血症。

肥胖患者减轻 1 千克体重，LDL 下降 1%；减轻 10 千克体重，LDL 下降 15%，TC 下降 30%，TG 下降 10%，HDL 升高 8%。其机理可能与运动增强脂解酶活性，调节低密度脂蛋白受体（LDLR）和 $ApoAI$ 基因转录及表达有关。因此，规律的有氧运动对维持正常的血脂水平有重要意义。

（四）有氧运动的其他健康效应

有氧运动还可以改善心肺功能。规律的有氧运动能提高人体最大吸氧量，降低血压；能改善糖尿病人胰岛素敏感性，提高胰岛素效能；增加肌细胞膜上胰岛素受体数量，增强葡萄糖转运，因此是防治 2 型和 1 型糖尿病的重要辅助手段。此外，有氧运动还可以有效地消除压力、增强信心、延缓老化、改善心理状态。

二、有氧运动减肥的运动处方

有氧运动的形式很多，如快走、慢跑、健身操、游泳、骑自行车、健美操等。

大量研究表明,30 分钟以上的有氧运动或体育锻炼,脂肪的水解、动员增加较明显。因此,对于减重为目的的体育锻炼,应选择长于 30 分钟、低强度的有氧运动。但每个人都应根据自己的实际情况,科学系统地安排运动计划。最简单的方法是测每分钟心跳的次数,以 170 减去年龄数来监控运动量。如有条件,先进行体检,对目前自身的健康状况进行全面的评定,为制定运动处方提供科学依据。如未进行全面体检,也应严格遵守循序渐进的原则,制定具有针对性且行之有效的运动计划。运动的能量消耗由运动的强度、时间和方式决定。只有科学合理地进行运动,才能够有效地去除体脂。

(一)选择恰当的运动强度

运动强度越大,单位时间内机体消耗的能量越多。但对于减肥而言,却并不是运动强度越大越有效。运动强度越大,虽然单位时间内消耗的能量越多,但运动维持的时间越短,其总能量消耗却未必大。更主要的原因是,运动强度大的运动消耗的能源物质并不是脂肪,而主要是磷酸原和糖类物质。运动强度过小时,机体消耗的热量不足,也达不到减肥的效果。减肥应选择中等强度的运动,一般控制在 $50\% \sim 70\%$ 最大耗氧量。若以心率为判定指标,运动中应将心率控制在本人最大心率的 $60\% \sim 80\%$。目前最流行的理论最大心率计算公式为:最大心率 $=220-$ 实际年龄。开始运动时,强度可以稍低些。

(二)选择足够的运动时间

以中等强度进行锻炼时,运动的时间要足够长,一般每次运动的持续时间为 $30 \sim 60$ 分钟。在中等强度运动时,开始阶段机体并不立即动用脂肪供能,因为脂肪组织中脂肪的水解及脂肪酸经血液转运并进入肌组织中需要一定的时间,至少需要 30 分钟。因此,要有效地消耗脂肪,运动时间必须长于 30 分钟。每周至少运动 3 次,为了提高减肥效果,可坚持每天运动,但要依据个人身体状况和运动量的安排而定。

(三)选择适宜与喜爱的运动方式

用于降体脂的运动方式应为动力型有氧运动,要求大肌肉群参与,如跑步、骑自行车、爬山、游泳、健美操、交际舞、球类活动等,可依个人爱好选择。但要摒弃"哪儿肥练哪儿"的观念,因为局部减肥几乎是不可能的。在运动中,机体动用的脂肪并不仅仅是来自运动的部位,而是来自遍布全身的脂肪组织,即使是减少局部脂肪,也必须在进行全身运动的基础上,进行局部运动,才会达到良好的效果。另外,可以适当选择一定的力量训练,以增加机体的瘦体质量,使体形更加健美。

第四节　构建运动减肥干预模式 1
——体育俱乐部干预模式

本研究依托各种时尚有氧运动,以浙江树人大学为试点,通过对超重与肥胖学生同一学期进行为期 18 周、每周集体锻炼三次,实施系列处方的实验干预。采用两种体质干预模式:俱乐部干预模式与塑身减肥班干预模式,并在两种模式中结合合理饮食减肥干预、心理减肥干预,构建体育俱乐部干预模式①。同时,介绍了全国有代表性的实施体育俱乐部来提升学生体质健康水平的三所高校的模式:合肥学院体育教学俱乐部、深圳大学体育教学俱乐部、厦门大学嘉庚学院体育教学俱乐部,以期为其他高校建立体育干预模式提供借鉴和参考。

一、浙江树人大学体育俱乐部干预模式

(一)体育俱乐部干预模式概述

体育俱乐部是体育教学干预模式的重要依托之一。浙江树人大学于 2008 年开始俱乐部试点的论证和筹建工作,一开始它就受到了学校和基础部领导的高度重视,成为学校和基础部重点干预模式推进项目。2010 年 10 月,体育俱乐部干预模式开始实施。截至 2015 年,现已有 16 个免费的体育俱乐部,分别是篮球、排球、足球、乒乓球、羽毛球、网球、健美操、瑜伽、跆拳道、定向运动、轮滑、滑板、活力板、剑道、棋类和健身等俱乐部。目前体育俱乐部实现"两自主",即

---

① 部分来自:浙江树人大学内部资料——《体育俱乐部改革成果汇编》。

自己选择喜爱的俱乐部和空闲时间;要求参加的对象是 3000 余名大一与大二的部分本科生,每个学生参加不少于规定次数的俱乐部活动,每次时间不低于 60 分钟;俱乐部实行学生自我管理。主要表现在:第一,各俱乐部实行俱乐部负责人直接负责制。俱乐部负责人是该俱乐部的最高管理者和具体管理工作的组织者、实施者。第二,考勤刷卡、值班登记、日常检查等具体工作都由学生自己担任。第三,各俱乐部自己承担纳新、教学内容计划制定和比赛组织工作;创建了选课、考勤查询网站;制定了《浙江树人大学体育俱乐部总章程》等 20 余份规章制度。通过近五年的干预模式的运行,经过全体公体部教师与各俱乐部的学生负责人的共同努力,尽管有一些瑕疵,但总体运行情况良好。

(二)体育俱乐部干预模式背景

浙江树人大学体育俱乐部的干预模式源于需要。首先,浙江树人大学体育俱乐部的干预模式实践是学校体育工作发展的迫切要求。学校体育工作的根本任务是提高学生的体质健康问题,然而,从全国范围上看,自 1985 年以来,近 30 年我国学生体质健康状况呈连续下降趋势,而到了 21 世纪,学生体质下降的幅度尤其令人担忧。从浙江树人大学体质测试监测数据上看,近五年学生体质测试一次通过率在 90% 左右,这意味着每年将近 1000 名学生未能达标,在未能达标的学生中有近 5% 的学生是因为身体肥胖。因此,提高学生的体质健康,需要适时地对现有教学方式进行干预。

增强学生自主锻炼的积极性,改变体育锻炼方式已成为学校体育干预模式的关键。体育课是学生掌握技能和进行锻炼的主要形式,而根据研究,学生大多喜欢体育,但却不喜欢体育课。因此,必须以体育课之外的方式来吸引学生参加锻炼,让学生从被动锻炼,转变为根据自己的兴趣、时间自由选择锻炼方式,这样才能让学生真正实现动起来。

我们一直未停止过探索一条让学生自主锻炼,从而提高体质的干预模式办法。原校长朱玉在赴合肥学院调研后将体育俱乐部干预模式引入了我们的视野,通过前期赴国内高校考察,组织会议专门讨论,我们确定了发展符合浙江树人大学客观情况的俱乐部干预模式方向。

（三）体育俱乐部干预模式发展历程

（1）2007年，浙江树人大学原校长朱玉赴合肥学院调研，合肥学院把体育俱乐部干预模式成果作为学校干预模式的亮点向来宾进行展示。而后朱校长把体育俱乐部干预模式的理念引入到浙江树人大学，拉开了浙江树人大学体育俱乐部干预模式的序幕。

（2）根据朱校长的提议，为加快浙江树人大学体育课程干预模式的步伐，校基础部展开了大量的前期调研工作。在2007年至2008年期间，调研人员分三批到国内体育俱乐部开设先进单位进行走访调研。第一批时间是2007年10月，基础部派出李立敏、许跃宇、俞慧燕和颜飞卫四名老师赴合肥学院考察体育教学俱乐部制的干预模式情况。第二批是2008年3月，李立敏、颜飞卫老师到新设体育俱乐部先进单位厦门大学嘉庚学院调研取经。第三批是2008年3月，俞慧燕、邵明虎老师到我国体育俱乐部开设最早的深圳大学调研。

（3）在前期调研的基础上，展开后期大量论证和准备工作，时间为2008年4月至2010年7月。我们主要做了以下工作：第一，认真总结各调研学校的经验教训，对调研回来的笔记和资料进行辩证分析，形成了三份完整的调研报告，为俱乐部干预模式提供了理论指导。第二，召开部门研讨会议，对俱乐部建设过程中可能存在的问题进行分析，并制定解决方案。第三，向学校领导汇报，争取学校支持和其他部门配合。多次向分管领导专题汇报俱乐部筹备工作，利用召开校层面的体委会向各学院和行政部门通报了俱乐部筹备情况，争取各方的支持。第四，与中国移动杭州拱墅分局合作，解决了锻炼刷卡考勤难题。第五，创建了专门的体育俱乐部选课与查询系统网站。第六，组建了俱乐部管理中心，完成了俱乐部负责人的挑选，并制定各俱乐部的规章制度。

（4）2010年10月，首批15个体育俱乐部开始纳新，3000余名2010级本科新生顺利进行为期两个月的俱乐部体验活动。

（5）2011年3月，在认真总结上学期经验的基础上，全新的体育俱乐部开始了第二次的纳新和运行，并新增以减肥塑身为目的的健身俱乐部。

（四）体育俱乐部发展特点

自开始进行体育俱乐部干预模式起，我们就将体育俱乐部发展定位于符合浙江树人大学实际、特色鲜明、组织协调、运行高效的校本体育锻炼新模式。经过前期充分论证与准备,实践中的不断总结与改进,与其他部门配合的日臻成熟,浙江树人大学体育俱乐部的干预模式已展露成效。

1.建立了组织完善、功能健全、沟通顺畅的管理机构

作为学校和基础部双层面的重点干预模式项目,干预模式的创建过程一直受到学校和基础部领导的关心和大力支持,这使得我们与其他部门如学工处、团委、后期保障处、教务处、各学院的沟通与交流显得轻松和有效。各方的通力配合和保障,为俱乐部的发展扫清了制度上的障碍。

在吸收其他高校俱乐部干预模式经验教训的基础上,我们确定了一个"以学生的自我管理为主,教师辅导和监督为辅"的组织机构,其结构如图4-4-1所示。体育俱乐部管理中心是最上层,其中心主任由分管体育工作的校领导担任;副主任由各职能部门及各学院分管体育工作的领导担任;成员分别由公体部、学工处及各俱乐部学生负责人担任。学生的自我管理表现在:第一,各俱乐部实行俱乐部负责人直接负责制。俱乐部负责人是该俱乐部的最高管理者和具体管理工作的组织者、实施者。第二,考勤刷卡、值班登记、日常检查等具体工作都由学生自己担任。第三,各俱乐部自己承担纳新、教学内容计划制定和比赛组织工作。我们也充分发挥教师的主观能动性,鉴于教师教学任务繁重和锻炼学生自身能力的目的,让每个教师根据自身专长负责一个俱乐部的业务指导,并安排每学期轮流两次值班。

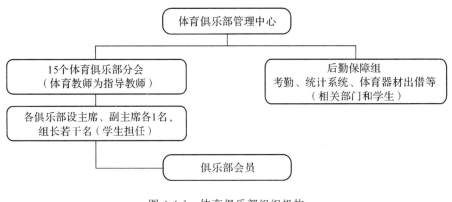

图 4-4-1 体育俱乐部组织机构

通过一年的实践和不断完善,这种组织机构符合浙江树人大学体育俱乐部发展的客观需要,各方运行良好。

2.构建了高效的俱乐部运行管理机制

(1)提前制订周密的俱乐部活动计划

根据俱乐部管理办法,每个俱乐部必须在招纳新会员前完成本学期俱乐部的活动安排计划,并呈交俱乐部负责教师审阅。在实施过程中,原则上要根据活动计划安排会员练习,但允许俱乐部根据会员特点、场地进行适度的调整,并事后做出书面说明。

(2)十分重视纳新工作

由于受场馆等硬件条件的局限,现行的体育俱乐部主要针对大一新生。因此,为了让新生更多地了解俱乐部,我们主要做了以下工作:

第一,在体育课中对俱乐部进行宣传。每个教师在第一节课中对俱乐部情况进行说明和讲解。

第二,通过高校通短信平台向新生发送俱乐部信息,提示学生在规定时间内完成选俱乐部操作。

第三,在选俱乐部前安排固定时间,通过摆设展台方式接受新生咨询。

第四,对于未能选进选课系统的学生以及对之前俱乐部不满意的学生,安排专门人员进行手工操作,以最大化满足学生的需要。

(3)创建了信息化的考勤系统网站

针对体验阶段时出现的考勤难问题,在校网管中心领导和研发人员的大力支持下,我们在第二学期初完成了体育俱乐部考勤系统网站建设(网址:http://sim.zjsru.net)。通过一学期的试运行,各项指标运行正常,该网站能够满足学生选课、查询的需要。网部首页如图 4-4-2 所示。

(4)加强日常细节管理,并落实到实处

体育俱乐部干预模式是否有成效,学生能否接受并喜爱这个干预模式,最终取决于日常细节的管理。我们主要通过以下方式实现对俱乐部的细节管理。

第一,制定体育教师轮流值班制。为了应对俱乐部运行过程中可能发生的突发事件,我们每天都安排一名教师进行值班,并对教师的职责进行明确规定,对教师的出勤和值班情况进行登记。

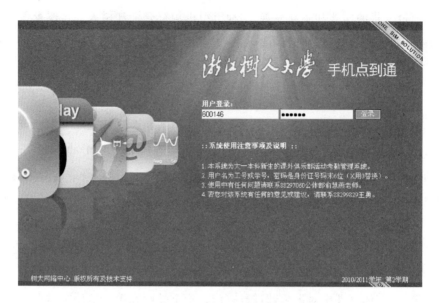

图 4-4-2　俱乐部考勤系统网站

第二,为了防止出现学生"出勤而不出功"的现象,我们采用考勤机刷卡、俱乐部负责人点名相结合的办法,最大限度地克服不良现象的出现。

第三,每天安排专门学生处理刷卡不成功、卡损坏、查询、协调等细小问题,从最小处解决学生遇到的各种难题。

第四,对于出勤次数的考核采用人性化方式。针对部分学院的学生实训、写生或因公等具体情况,在考核上不采用"一刀切",而是在核查确认后,在规定的次数中减去耽误的次数。

(5)开展丰富多彩的俱乐部比赛活动

通过俱乐部发现、培养体育特长学生,已成为浙江树人大学除运动队训练外另一种值得推广的模式。在校外,我校在定向、健美操、足球、排球、篮球、跆拳道、街舞等全国及浙江省级赛中取得了优异的成绩;在校内,为了丰富俱乐部活动,检验学习效果,篮球、足球、羽毛球、乒乓球等俱乐部纷纷组织比赛。相关比赛活动的剪影如图 4-4-3 至图 4-4-7 所示。

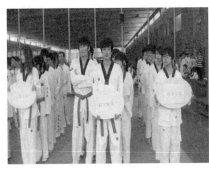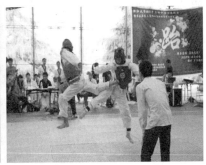

图 4-4-3　跆拳道俱乐部组队参加校外比赛

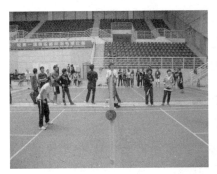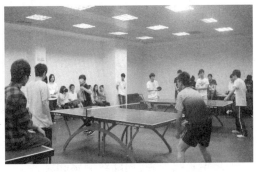

图 4-4-4　首届俱乐部羽毛球比赛　　　　图 4-4-5　首届俱乐部杯乒乓球比赛

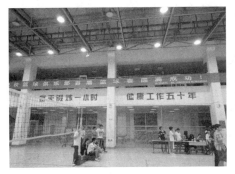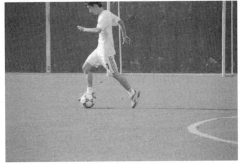

图 4-4-6　首届体育俱乐部篮球比赛　　　　图 4-4-7　首届俱乐部足球月活动周

（6）建立良好的沟通

体育俱乐部作为一个新的干预模式，在实践过程中难免会出现一些问题，针对出现的问题，我们不回避、主动担当，并及时与各方进行真诚沟通，做到提前预防、及时真诚沟通、认真总结、举一反三。

（7）重视体育俱乐部文字资料的收集与总结

体育俱乐部成立之初，我们安排了专门的教师负责全部俱乐部的拍照、宣传报道、资料汇总等工作。对于每个俱乐部，我们要求有专人负责宣传、拍照，外出和校内比赛要有报道和照片和总结，学期末每个俱乐部必须提交一份深刻的学期总结。

3. 建立了科学的评价体系

浙江树人大学体育俱乐部属于体育课堂外的组织形式，因此无法获得学校学分认可而产生的强制效力，如果不进行考核评价，势必会影响参加者的积极性和锻炼效果。综合权衡后，我们创造性地将课外体育俱乐部与体育课堂教学一体化，即在体育课堂评价总分中划出一定的分值给课外体育俱乐部（第一学期为 10 分，第二学期为 20 分），评分的方法是根据学生参加俱乐部的考勤次数，赋予一定的分值。

4. 建立健全体育俱乐部保障和奖励制度

通过一系列的规章制度保障浙江树人大学体育俱乐部的健康、快速发展。在近几年实践中，我们陆续制定和完善了以下制度。

第一，制定了《浙江树人大学体育俱乐部总章程》，经过多次讨论与修改，该章程成为指导各俱乐部制定相应章程的统领性文件。

第二，根据俱乐部总章程，16 个俱乐部分别制定了各自的章程。

第三，为了表彰俱乐部的组织管理人员以及俱乐部参与活动先进分子，我们出台了《俱乐部体育活动积极分子奖条例》《优秀俱乐部骨干奖条例》《浙江树人大学"优秀俱乐部奖"考核办法（试行）》《优秀运动员奖条例》。评奖每年举行一次，每学年评出"优秀体育俱乐部"5 个、体育俱乐部"优秀骨干"5 名、体育俱乐部"活动积极分子"60 名。其中，个人荣誉纳入学校"学生综合素质考评"中加分。

5. 围绕俱乐部干预模式进行了系列科学研究

体育俱乐部干预模式对浙江树人大学来说是一项全新的课题，针对俱乐部已经出现或未来可能出现的迫切棘手问题，组织部门科研骨干进行攻关。通过课题研究促进问题解决，同时也更多地发现问题以及找到更佳的解决途径。

二、合肥学院体育教学俱乐部制干预模式的调研

合肥学院的体育教学干预模式在全国高校有着重要的影响力和地位。根据朱校长的提议，为加快浙江树人大学体育课程干预模式的步伐，基础部派出李立敏、许跃宇、俞慧燕和颜飞卫四名老师，于 2007 年 10 月 16 日赴合肥学院考察、调研体育教学俱乐部制的干预模式情况。合肥学院高度重视，进行了周密安排。

我们经过"听"（听体育干预模式负责人介绍俱乐部基本情况）、"问"（询问和交流有关问题）、"看"（看课、看体育活动）、"访"（走访体育教师和不同年级的学生），对合肥学院的体育教学俱乐部的开展情况有了一个基本了解。

（一）合肥学院体育教学俱乐部制干预模式的基本情况

1. 干预模式方案出台背景

（1）教育部的精神。2002 年教育部颁布《全国普通高等学校体育课程教学指导纲要》（以下简称《指导纲要》），提出"三自主"，即学生自主选择内容、自主选择时间、自主选择教师；并提出"要把有目的、有计划、有组织的课外体育锻炼、校外（社会、野外）活动、运动训练等纳入体育课程，形成课内外、校内外有机联系的课程结构"。《指导纲要》表述了高校体育课程目标，包括了从生理到心理、从技术到技能、从习惯养成到社会适应等各方面，尤其是它着重强调的"培养学生终身体育意识和习惯"的重任。《指导纲要》给高校体育工作者留下了广阔的干预模式空间，高校体育不再要求"千人一面"，而是提倡"千校千面"。

（2）学校体育的现状。从 20 世纪 80 年代初开始，我国的学校体育工作者就开始了一场旨在更有效改善学生的体质结构，促进国民身体素质提高的学校体育干预模式。其中，以体育教学干预模式最为引人注目，提出了以"快乐体育""成功体育""终身体育"为主导的几种学校体育教育思想，教学实践也较以往更加重视学生主体作用的发挥。但由于受到传统发展观的影响，从总体上看，干预模式的成效不大。干预模式在更多的时候只是在做表面文章，较少触及学生的心理层面。学生对体育课的兴趣随年级升高而呈递减趋势；大学三、四年级由于不开设体育课，学生的体质较开设体育课的一、二年级有明显的下

降;学生普遍喜欢体育但不喜欢体育课。它反映的是学生在即将跨出校门、走向社会时的体育的兴趣、意识和能力的水平。而这些不仅仅是他们在学校教育阶段确保身心健康所必需的,也是确保其一生身心健康可持续发展的动力基础。

(3)人才的可持续发展思考。学校教育要适应社会发展的需要,培养出高素质的人才,就必须教会学生如何学习,如何去适应不断变化的社会生活,教会他们如何生存,这其中自然也包括教会他们如何拥有健康的身体和心理,从而有能力、有信心迎接未来社会的各种挑战。体育教学着眼于人一生的可持续发展,去培养学生的体育兴趣,终身参加体育锻炼的意识、习惯和能力,并借此形成他们积极健康的生活方式、乐观向上的生活态度、健全的人格。

2.体育教学干预模式思路

"俱乐部"一开始仅仅是作为一种体育教学组织形式引入高校。但随着高校体育课程教学干预模式的不断深化,特别是教育部提出"要把有目的、有计划、有组织的课外体育锻炼、校外(社会、野外)活动、运动训练等纳入体育课程,形成课内外、校内外有机联系的课程结构"这一"课程一体化"要求之后,这一组织形式本身所特有的"整合资源""贴近学生""操作灵活"的优势日益显现。在高校"体育教学俱乐部"和"一体化干预模式"实践的基础上,从更为宏观的视角研究探索高校体育课程一体化问题。不仅要明确其课程目标、解决课程"一体化"理论的科学性、实践环节的可操作性、与国家大政方针的一致性,更重要的是还要对影响高校教学与管理资源整合的内部组织架构进行重新审视。

为使体育教学朝着有利于学生身心健康可持续发展的方向发展,学校体育工作者的当务之急应该是更新发展观念,致力构建一种能充分体现人的身心和谐发展、育体与育心并重的体育教学模式。这种教学模式在教育思想上,应该是"终身体育",是突出对学生体育兴趣、体育观念、体育意识、体育情感、体育能力和习惯培养的养成教育;在目标制定上,应该有一个层层递进的目标体系,最终培养出热爱体育、能终身参加体育锻炼的人;在教学内容的选择上,应该是充分尊重学生的兴趣、意愿,具体安排时能与学生身体素质发展敏感期相适应,理论教学能与学生认知水平相适应;在教法运用上,应该是允许学生进行个性化学习,即允许他们以自己喜欢的方式学习;在组织措施上,应该灵活多变,不拘形式；在教学评价上，应该注重过程评价而非目标评价，使每一个学生都能体验到成功学习的乐趣。这种全方位的体育教学干预模式的实施，真正成为人的可持续发展的教育基础的一部分。

3.干预模式的基本进程

(1)领导重视。2005年，合肥学院副院长自德国留学回国后大力倡导体育教学干预模式，并得到学院领导班子的高度认同，提出了干预模式的指导性意见、实施方案。

(2)政策支持。2006年4月，合肥学院下发《关于进行公共体育课干预模式的决定》(院政办〔2006〕48号文件)，并成立由基础部、教务处、学生处、团委、学生会等部门负责同志组成的领导小组，统一管理，全面实施。

(3)课题立项。经过学校党政领导的努力，体育俱乐部教学干预模式得到了教育行政主管部门的认同。2006年8月，安徽省教育厅下发教秘高〔2006〕62号文件，正式批准合肥学院"大学体育俱乐部教学干预模式"省级重点教研课题立项申请，同时下拨科研经费4万元。

(4)设施配备。2006年8月，自主研发的合肥学院体育俱乐部计算机管理系统正式完成，俱乐部课程不再进入教务排课系统；设置全校一卡通；设置全校体育场馆的门禁系统(打卡)；安装运动场馆的灯光设施(晚间使用)。

(5)启动运行。2006年9月，在两个校区共成立14个体育教学俱乐部，俱乐部主任由学生担任。各俱乐部在教师的指导下开展活动和竞赛。

(6)集中管理。2007年3月，由基础部、教务处、学生处等部门人员组成了"合肥学院体育俱乐部管理中心"(体育场馆由体育教研室主管)，加强统一管理，合理配置学校教育资源，制定各类制度，协调各部门间工作和各俱乐部活动。

(7)实施方案。2007年12月，院长办公会议专题听取基础部关于大学体育课程教学俱乐部制干预模式阶段性总结情况汇报。会上，基础部提出修改后的《合肥学院大学体育课程教学俱乐部制干预模式实施方案》，并获得通过。

4.体育俱乐部的框架

(1)俱乐部组织架构

俱乐部管理中心由基础部、教务处、学生处、团委、院学生会相关部门人员组成,统一管理、指导各俱乐部开展教学、辅导、训练、竞赛等活动。

成立 14 个体育俱乐部,各俱乐部分设主任、副主任各一名,分管宣传、竞赛、外联、后勤和培训的委员各一人。

设立初级会员(以一、二年级学生为主,体育基础较弱)、中级会员(以二、三年级为主,运动基础较好,可担任助理教师)和高级会员(运动能力突出、管理组织能力强,可担任助理教师)。

体育教师担任俱乐部教练。

(2)俱乐部课程设置

二年级学生必须以某等级会员身份加入俱乐部,每周至少参加该俱乐部组织的活动三次以上(含教学、训练、辅导课),成绩考核实行学期评价制,1 学分/学期,共 4 学分。俱乐部课程教学实行"三自主"组班制,即学生每周可根据所选俱乐部教练的上课时间安排表,自由选择上课时间。

三、四年级中、高级会员可选择继续参加俱乐部的训练、竞赛等活动课,实行学年评价制,1 学分/学年,共 2 学分。不参加某特定俱乐部的学生必须完成 3 次/周(54 次/学期)的课外体育锻炼(院外实习除外)。完成情况作为学生综合测评体育素质的主要依据。

初、中级会员的俱乐部教学、训练、比赛以及辅导均采用校园一卡通刷卡考勤的方式进行管理。班组构成俱乐部化,即学生在一周时间内,在自己所选择的教师上课课表的任一时间均可刷卡上课。三、四年级学生课外体育锻炼必须在运动场馆的指定地点刷卡确认。

(3)俱乐部的教学方式与评价

俱乐部教学采用套餐式学习和菜单式学习两种方式。①菜单式学习。由教师根据学院体育教学大纲、教学计划安排学习内容,也可由中、高级会员自主安排学习内容,主要面向初级会员。②菜单式学习。由教师根据俱乐部会员的不同要求有针对性地安排训练、专题讲座、竞赛等形式的个性化学习内容,主要面向中、高级会员。

会员考核标准:重点对学生的学习过程、参与度、成长性和健康素质进行考核,并与学分制、学生综合测评、毕业、评优评奖挂钩。教师(教练)考核:通过学生网上评教、教师自评、同行专家听课等方式进行综合评价。

5.分析与评价

(1)开展体育俱乐部的优势

明确了大学体育课程主要作为教养性课程的功能定位。伴随着中小学体育教育的不断进步和发展,逐渐将大学体育课程的主要功能定位从生物体育走向了社会体育,从学校体育走向终身体育,从单纯的运动技艺技能的传授向运动习惯养成的教育转变。

通过组织各种俱乐部活动,发挥其在形成学生健全的人格、团队合作、拼搏进取精神中的作用,使俱乐部成为培养学生发现问题,解决问题,提高交流、表达、适应和组织协调能力的培养平台。

转变教育观念和管理理念,优化整合教育资源,实现大学体育教学内容个性化、教学形式多样化、教学管理网络化、教学评估过程化、课内课外一体化。努力培养学生"终身体育"意识和能力,养成经常参加体育锻炼的习惯。

培养了一批俱乐部学生干部,制定了俱乐部章程,形成了一个相对成熟、稳定的俱乐部内部管理的组织架构。开展的各类体育竞赛活动,极大地丰富了学生的校园体育文化生活,有利于增强学生体质,培养学生各方面能力。

(2)开展体育俱乐部的困难

观念的转变。统一各级领导、各级部门的思想认识,高度重视此项工作。转变体育教师的传统教学理念,统一认识。

部门间的协调。仅靠体育教研室无法完成干预模式,只有依赖于全校各部门的统一合作、协调来完成。

师资力量的严重缺乏。11000名学生,18位专任教师、4位外聘教师需要完成俱乐部的全部工作。教师每天超负荷工作(人均20节课/周以上的工作量),违反工作常规,难以长期维系。

学生上课多,课余时间少,完成每周三次的俱乐部活动较为困难,部分学生甚至利用中午时间进行体育活动,违反了体育锻炼的常规。

组织管理难度加大。学生可以自由选择时间参加俱乐部活动,导致教师组织教学、管理学生的难度大大提高,要改变传统意义的教学模式不是一朝一夕能实现的,需在实践中逐渐改变。

教师的各方面能力受到挑战。体育教师不单纯是一个授课者,更是管理者、组织者和设计者。

三、厦门大学嘉庚学院调研报告

根据浙江树人大学体育课程干预模式的计划安排,公体部派教师于 2008 年 3 月 19 日至 22 日赴厦门大学嘉庚学院调研。

(一)体育资源基本情况

(1)运动场地及课程开设情况:篮球场 60 多片,网球场 8 片,高尔夫球场 1 片,游泳池 2 个,体育馆 1 座。

(2)体育俱乐部开设了 16 个项目:田径、篮球、足球、网球、羽毛球、乒乓球、武术、跆拳道、高尔夫、健美操、体育舞蹈、健身与健美、自由搏击、定向越野、瑜伽以及保健体育等。

师资和学生情况:17 名专职教师。其中,1 名老教师,2 名中年教师,其他均为青年教师。全校 12000 名学生,一、二年级开设俱乐部。

上课时间:16:30—21:00(每天 3 次课)。

(二)选课管理

学生选课前应充分了解俱乐部项目及任课教师基本情况,再结合自己的兴趣爱好、时间,选择体育俱乐部。

选课程序:

(1)学生通过网上教务系统进行体育俱乐部的选择。

(2)确定选上体育俱乐部后,学生根据所在体育俱乐部的管理要求上课。

(3)不同的学期可以重复选修相同的体育俱乐部,也可以选修不同的体育俱乐部。

(4)由于每个体育俱乐部容量各不相同,每学期初选俱乐部时,各俱乐部要优先接纳新选入的同学。院运动代表队成员不受此条限制。

(5)因高尔夫、网球、羽毛球、乒乓球、瑜伽 5 个俱乐部受场地容量限制,俱乐部人数不能超过规定。

（三）获得体育学分的途径

1.参加体育俱乐部

学期初学生自由选择参加某一个俱乐部，修满 36 个标准课时即获得 1 个学分，无须另外考试。如果一学期达不到 36 个标准课时，可以在以后继续修读，只要累计修满 36 个标准课时即可获得 1 个学分。获得 4 个体育学分，需修满 144 个标准课时。

每名同学每学期只能选修一个俱乐部，但不限制每周参与俱乐部活动的次数。

2.申请特色体育学分

每项特色体育学分在大学期间只能申请一次。每学期最多只能申请一项特色体育学分。

（1）游泳特色体育学分

根据学院所在地域特点，鼓励学生自备有用技能。游泳水平达到以下标准者，可向体育教学部提出获得游泳特色体育学分申请。

男子：不限泳姿、不限时间，连续游泳达 400 米以上者（含 400 米）。

女子：不限泳姿、不限时间，连续游泳达 200 米以上者（含 200 米）。

（2）马拉松特色体育学分

凡参加厦门国际马拉松半程或全程比赛，在组委会规定到站时间内到达者。

凡参加 5 千米或 10 千米比赛，成绩为前 100 者。

（3）申请个人体育专长学分

个人体育专长学分在大学期间只能申请一次。申请个人体育专长学分需符合下列条件：

代表厦门大学嘉庚学院参加校级体育竞技并获得前 6 名者。

代表厦门大学嘉庚学院参加省级体育竞技并获得前 12 名者。

代表厦门大学嘉庚学院参加专项体育竞技并获得前 6 名者。

代表厦门大学嘉庚学院参加校级体育专项运动队，坚持训练达一学期并表现优良者。

(4)保健班

对部分身体异常和病、残、弱及个别高龄等特殊群体的学生,开设保健体育课,参加保健体育课的学生需持医院保健科证明,到体育部领取申请表并填写完整后,在开学3周内转入保健班学习,修满学时即可获得成绩。

3.学分管理

按照学籍管理规定:大学期间体育必须修满4个体育学分。同时,大学四年期间的锻炼测试必须达标,否则不能毕业。

4个体育学分包括体育俱乐部学分、特色体育学分、个人体育专长学分。保健班学分为体育俱乐部学分。

学分给予的方式:

(1)参加体育俱乐部的学生由各体育俱乐部的老师给出评定,合格者可获得学分。

(2)特色体育学分,由学生向体育教学部提出申请,核实属实后,即可获得学分。

(3)个人体育专长学分,由学生向体育教学部提出免修的申请,并提供真实的获奖凭证,由体育教学部核准后给出成绩。

(4)保健班成绩由保健班老师给出,在学期成绩评定后注明"保健"。

(5)体育成绩分为"及格"与"不及格"两档。

(6)所有的特色体育学分的申请、个人专长学分的申请、免修申请要在每学期的第一周提出。学生个人递交申请,由体育教学部核准后,统一登记成绩,学生可于新学期免于选课。

在此模式下,体育课没有重修与补考。

4.体质测试

每名学生必须严肃认真对待《国家学生体质健康标准》的测验,必须达标。凡发现弄虚作假、冒名顶替、相互包庇和舞弊行为者,报送学工部,给予处分。

《国家学生体质健康标准》测试的成绩与学生的奖学金等挂钩。

(四)看课情况

17名教师同时上课。课前给参加俱乐部上课的学生打卡。每班有40~60

名学生上课,教师以体育课上课形式进行教学,学生练习积极、活跃,教学氛围很好,学生在没有任何压力的情况下完成锻炼任务。没有出现想象中教师以打卡为主,"放羊"式教学现象。主要原因为:学校的整体教学环境严谨,对教风学风的要求很高,以学生评教(学生给教师写评语、评分,校长直接掌握情况)、校督导检查的方式来监控日常教学。

(五)学生对体育教学俱乐部问卷调查分析

(1)80%的学生认为,体育教学俱乐部能够满足学生体育运动的需求。

(2)66%的学生认为,体育教学俱乐部的课程设置需进一步完善。

(3)65%的学生认为,体育教学俱乐部的人数规模过大,课程时间段应该增加。

(4)80%的学生认为,体育教学俱乐部能够满足学生的健身需求。

(5)67%的学生认为,体育教师应该增加对学生的教学指导。

(6)55%的学生认为,体育场馆设施不能满足学生的健身需求。

(7)53%的学生认为,体育教学俱乐部每次上课的人数应该受到限制;23%的学生认为,在规定人数的情况下可以采用先到者先上课的方式。

(8)79%的学生对体育教师对学生的关注程度表示满意。

(9)52%的学生认为,在保证教学系统性的基础上,可以采用学期前10周上8次课的建议。

综合分析:学生对体育教学俱乐部的整体运行情况比较满意,但是从中具体表现出来的问题包括以下几个方面:单位时间内学生人数过多;场馆设施不足;上课时间段过少。

四、深圳大学体育教学俱乐部调研报告

深圳大学是我国最早实施体育教学俱乐部干预模式的普通高等院校,通过调研,获取该俱乐部管理体制、运行机制及教学管理上的宝贵经验,为其他高校全面实施体育俱乐部提供参考和技术支撑。

(一)调研对象

深圳大学最早于1994年实施体育俱乐部模式,是我国最早进行体育俱乐部干预模式和创新尝试的高校,积累了大量体育俱乐部发展经验,也获得了不少的殊荣。1996 年深圳大学体育教学俱乐部课程干预模式获广东省教学成果二等奖,1997 年被评为省级重点课程,2001 年被评为省级优秀课程,两次获省级教学成果一等奖,并荣获 2005 年第五届高等教育国家级教学成果二等奖。

(二)调研手段

"听":深圳大学公体部主任陈小蓉教授等介绍体育俱乐部发展经验。

"问":针对深圳大学体育教学俱乐部干预模式经验,并结合浙江树人大学实际,询问相关事宜。

"看":随堂观看排球课和定向课。

"访":在深圳大学校园随机抽选大一学生 2 名、大二学生 4 名、大三学生 2 名、大四学生 1 名共计 9 名学生进行暗访。

资料法:从教育部网站获取《广东省深圳大学体育部本科教学工作水平评估自评报告》,从深圳大学网站获取公体部内部资料《深圳大学体育课程模式构建与实施总结报告》。

(三)调研结果与分析

1.深圳大学体育教学俱乐部发展进程

深圳大学建于 1984 年,是干预模式开放后在特区兴办的第一所公办大学。体育教学俱乐部从理论到实践可谓是十年磨一剑。从 1984 年普通基础体育课至 1986 年体育课四年不断线→1990 年专项选修体育课→1994 年体育教学俱乐部,深圳大学体育干预模式完成了"三级跳"。

随后,深圳大学体育教学俱乐部的发展可分为三个阶段,如表 4-4-1 所示。

表 4-4-1　深圳大学体育教学俱乐部的发展阶段

年级	俱乐部干预模式前(1994 年以前)	俱乐部模式第一阶段(1994—1996 年)	俱乐部模式第二阶段(1996—1998 年)	俱乐部模式第三阶段(1998 年以后)
一年级	基础体育课	基础体育课	专项体育课	体育教学俱乐部
二年级	专项体育课	体育教学俱乐部	体育教学俱乐部	体育教学俱乐部

年级	俱乐部干预模式前（1994 年以前）	俱乐部模式第一阶段（1994—1996 年）	俱乐部模式第二阶段（1996—1998 年）	俱乐部模式第三阶段（1998 年以后）
三年级	专项体育课	体育教学俱乐部	高年级体育教学俱乐部（不计学分，自由参加）	体育教学俱乐部（学生自治）
四年级	专项素质五项达标课	体育教学俱乐部	高年级体育教学俱乐部（不计学分，自由参加）	体育教学俱乐部（学生自治）

2.深圳大学体育教学俱乐部框架

(1)深圳大学体育教学俱乐部模式

深圳大学新型的体育课程模式体现在"四个三"模式上，即"三自主"模式、"三互动"模式、"三自治"模式和"三开放"模式。

"三自主"模式包括：学生自主选择运动项目、自主选择上课时间、自主选择任课教师；

"三互动"模式包括：教师与学生互动模式、课内与课外互动模式、体育课堂与网络互动教学模式；

"三自治"模式包括：课外锻炼自治模式、课外竞赛自治模式、课外训练自治模式；

"三开放"模式包括：开放时间、开放空间、开放资源。

(2)选课方式

①俱乐部课程设置。至 2013 年，深圳大学共开设球类、保健类、格斗类、艺术类和时尚类五类课程，共计 32 门体育课程。

球类：三大球和三小球、棒球、垒球、毽球、保龄球、板球；

保健类：保健体育、武术、瑜伽、健身秧歌、太极剑（拳）、太极养生；

格斗类：散打、跆拳道；

艺术类：体育舞蹈、健美操、韵律操、女子形体、艺术体操；

时尚类：定向越野、围棋、街舞、游泳、高尔夫球、击剑、野外生存、健身。

②俱乐部课程选择。俱乐部主要面向大一和大二学生，大三和大四学生不开设体育课。

大一、大二学生每学期进行一次课程选择,学生可以重复选课,一个学生两个学年可以选择四个体育俱乐部。

每学期教师上课内容相同,教师上课形式主要采用传统教学模式,即教师讲解、学生练习,俱乐部不分层次(高、中、低三个层次)教学。

③选课流程。选课流程分为三个阶段。

第一阶段:在上一学期第九周,由教师根据自己的专长、时间来安排下学期教学任务,上报到教学秘书处。在上一学期末,由教学处在学校网站上发布俱乐部开课情况,包括教师简介、课程简介和上课时间。

第二阶段:在学期第一周初,学生自主选择运动项目、时间和教师,并进行试听课。

第三阶段:在学期第一周末,体育部教学秘书进行微调。调整内容主要包括三种情况。其一,如果俱乐部选课人数过多,系统进行自选,被淘汰的学生可选择其他人数未满的俱乐部作为第二轮选择;其二,如果俱乐部未选满,而经过第二轮选择后人数过多,在满足第一轮学生优先的前提下,第二轮选择的学生进行随机抽签;其三,如果经过多轮选择后,还存在俱乐部未招满或极少数学生未能选上课的情况,则由体育部教学秘书进行强制性安排。

经过前三个阶段后,在学期第二周初,体育部确定最终上课学生名单。名单一经确定,中途不得转换俱乐部。

④俱乐部人数。一般情况下,俱乐部学生人数为30~50人。

⑤学生课程成绩。学生成绩采用等级制,A:>85 分,B:84~75 分,C:74~65 分,D:64~60 分,F<60 分。

(3)体质测试

深圳大学按照《国家学生体质健康标准》进行测试,测试对象为大一、大三学生,不包括大二和大四学生。测试时间为每一学年初进行。测试成绩不与体育成绩相关,但与学位、各类评优挂钩,成绩合格者发体质测试合格证书,不合格者安排补考。目前尚未出现因体质测试成绩不及格而不予毕业的情况。

体质测试采用校园一卡通刷卡操作,测试项目为五项,在操作前学生领填有本人信息的表格。每操作一项,由教师在表格的相应位置填写该项目的测量值,以供备案。五项测试完成,不公布最终成绩。成绩在测试完成后上报到学校网站,学生可上网查询。

(4)群体活动与课外锻炼

目前,深圳大学体育俱乐部未将群体活动和课外锻炼纳入俱乐部管理范畴。群体活动与课外锻炼采用学生自练的方式。在促进学生自练的手段上,学校采用虚拟币形式,具体操作为:学校每学期给全校学生校园一卡通中虚拟充值 200 元,200 元虚拟币仅限于体育场馆使用,但不限本人使用,可以借其他同学使用。200 元虚拟币用完不能再充值,未用完余额新学期不能累积,在新学期学校统一进行归零处理。

3.深圳大学体育教学俱乐部分析

(1)存在的局限与不足

通过调研,发现深圳大学体育俱乐部还存在以下问题。

第一,深圳大学体育俱乐部的干预模式主要集中在 1994 年到 2000 年期间,2000 年以后,俱乐部的干预模式基本处于停滞状态。在实行俱乐部初期,深圳大学的构想是成立国外大学模式的体育俱乐部,即完全由学生自主学习与管理的俱乐部,教师虽是俱乐部的教练,但主要从事俱乐部的日常管理和业务咨询,不负责俱乐部的训练和教学。然而,这种完全西化的模式未能考虑中国国情,这意味着大量的体育教师面临转岗甚至下岗,必然首先遭到本校体育教师的反对,如果成功得以推广,将会对全国高校体育教师这个阶层带来灾难性的影响。因此,2000 年以后,在内外压力的影响下,深圳大学体育俱乐部进行了调整,教学形式回归到教师讲授、学生模仿练习的传统模式上,俱乐部也未根据学情进行分层教学。可见,目前深圳大学体育俱乐部的干预模式已流于形式,实质性的干预已不多。

第二,深圳大学体育俱乐部没能将学校体育工作的教学、训练、群体进行有机的统一,现在俱乐部的实质为教学俱乐部。

第三,深圳大学体育俱乐部形式已实施十多年,但未能制定与俱乐部相匹配的教师考核办法。现有的体育教师考核办法采用学校人事处针对全校教师的考核制度。

第四,深圳大学虽实行虚拟币有效解决了学生课外锻炼与场馆管理的矛盾,但由于虚拟币不限本人使用以及用完不能再充值,而且,课外锻炼不与体育成绩挂钩,因此实际使用效果大打折扣。

（2）亮点

深圳大学实行虚拟币有效解决了学生课外锻炼与场馆管理的矛盾，通过推行虚拟币，提高了学生锻炼的积极性，同时有效地控制了场馆锻炼人数，解决了长期以来因场馆少而人多造成的锻炼效果不佳或因争场地发生的吵架、群殴等问题。

第五节　构建运动减肥干预模式2

——塑身减肥班干预模式

《全国普通高等学校体育课程教学指导纲要》第 8 条规定："根据学校教育的总体要求和体育课程的自身规律，应面向全体学生开设多种类型的体育课程，以满足不同层次、不同水平、不同兴趣学生的需要。"在教学中我们发现，有的肥胖学生力量素质很好，但速度和耐力素质差，如果按照体育选项课考核标准去考核具有一定的不合理性；在第二章的问卷调研中也发现，超重/肥胖学生有强烈的减肥需求与愿望；那么如何为肥胖学生提供一个客观、公正的评价方式呢？我们开设了塑体课，对这一新的教学模式进行探索，以期运用合理的教学形式和方法、手段提高肥胖学生的身体素质与心理素质，以满足他们的实际身体素质需求、减肥需求和体育教学考核要求等。

一、塑身减肥班概述

塑身（减肥）运动是以有氧运动为基本基础，各种体育游戏为基本手段，达到增进健康、塑造人体健美、减重为目的的一项体育运动。通过各类有氧运动教学与科学的锻炼，提高运动积极性，得到身心的全面锻炼，达到增进健康、培养正确的体态、陶冶美的情操、树立正确的终身体育思想，养成较好的体育锻炼习惯，为终身体育奠定基础；通过减肥理论教学，使学生了解肥胖的成因、减肥的理论基础以及科学减肥的方法；通过饮食处方的干预与心理的调节，使学生了解每天自己所摄入的食物热量、每次锻炼消耗的卡路里；通过身体自抗力的动作和表现力的发挥，塑造美的形体，养成健康的生活方式与行为习惯，增进健康和提高体质，解决大学生对形体的需求并减少减肥的盲目性，达到终身参加体育锻炼的目的。

（一）塑身减肥班教学的基本思想

多年的教学经验表明，身体素质差或者身体肥胖的同学缺乏自信心，尤其在体育课上，表现为缺乏和他人的沟通能力，懒于或者是羞于运动。塑身减肥课通过户外运动、大强度的有氧运动及器械锻炼来消耗学生体内多余脂肪，去脂减重，塑造良好形体，重新树立学生信心。要让学生明确塑身减肥班的学生并不是差生，只是在某个素质能力方面稍欠缺，且这些方面可以通过科学系统的锻炼来加以弥补提高。

（二）塑身减肥班教学的目的与任务

（1）运动参与目标。通过课堂理论教学，使学生了解肥胖的特点、肥胖的标准、肥胖的原因与种类、肥胖症的预防与治疗以及健康减肥与科学运动的方法；积极参与各种体育活动并基本形成自觉锻炼的习惯，基本形成终身体育的意识，获得终身体育的方法，能够编制可行的个人锻炼计划，具有一定的体育文化欣赏能力。

（2）运动技能目标。熟练掌握两项以上健康减肥运动的基本方法和技能；能科学地进行体育锻炼，提高自己的运动能力与运动方法。

（3）身体健康目标。加强有氧运动的训练和身体素质练习，促使学生保持或控制良好的体形，全面提高学生的身体素质，增强体质；提高学生身体素质，《国家学生体质健康标准》测试成绩尽量达到及格以上。

（4）心理健康目标。根据自己的实际体重设置针对性的体重目标；自觉通过有氧运动减少体重，改善心理状态，克服心理障碍，养成积极乐观的生活态度；运用适宜的方法调节自己的情绪；在运动中体验有氧运动的乐趣和体重成功控制的感觉。

（5）社会适应目标。表现出良好的体育道德和合作精神；正确处理竞争与合作的关系。

以浙江树人大学大一、大二学生为研究对象，依据 2010—2015 年浙江树人大学一年级新生的体质健康检测结果，抽取这五年中连续两年体质测试成绩低于 60 分且 BMI 达到超重/肥胖标准的学生为研究对象。本着受试者自愿报名的原则,抽取 120 名学生(其中男生 60 名,女生 60 名)作为样本,这些学生需经一般的身体检查合格,且无心血管病史,生活环境大致相同。选定样本后,成立塑身减肥实验班(注:从 2011 年始至今已开设校选课);其余学生实施浙江树人大学体育俱乐部干预模式,分别进行减肥干预,采用实验研究法对超重/肥胖大学生实施运动与营养干预,并统一测量各项身体成分、机能、素质和生理指标,按整体肥瘦评价标准和局部超重/肥胖的评价标准进行综合评价。

二、塑身减肥班特点

2011 年 2 月经学校教务处批准,在大体育课中增加一个塑身减肥班。塑身减肥班一直开设至今,并成为学生喜爱的课程。塑身减肥班主要呈现以下特点。

(1)针对性强。以减肥为目的,每次课都有全身减肥运动与局部减肥运动。

(2)课内外相结合。以课内为基础,以课外为主。课外从饮食疗法、调节生活规律、按摩操、体育锻炼(健身房练习、跳绳、仰卧起坐、跑步、快走、各种球类)等方面对学生进行监控。

(3)内容多样化。教学内容以心理疗法、饮食疗法、体能训练和注意事项为主。

(4)实行分段监测与不同教师指导。结合教师的专业背景,根据教学内容实行分段教学。

(5)科学的测试与监测:每月一次的身体成分监测,由不同专业的教师分阶段穿插进行指导。例如,第一周穿插心理学教师讲授心理疗法和肥胖的危害及注意事项;第二周穿插保健教师集中对三个班进行饮食和中医疗法教学;第三周起穿插擅长体能训练的教师与球类教师进行适当强度的身体素质与球类花样练习。

(6)个性化。每月一次的监测后,每位学生都会收到由几个指导教师共同制作的一份个人处方,其内容包括学期目标、每月目标、每天安排和相关知识。

三、塑身减肥班教学内容与策略特点

(一)塑身减肥班教学内容

根据学生的喜好与减肥运动量的要求,设计形式多样的教学内容,具体内容如下。

1.基础理论

基础理论的内容主要包括肥胖的标准、肥胖的原因与种类、目前我国肥胖现象的状况等。

2.专项理论

(1)肥胖症的预防与治疗,包括肥胖症的表现、肥胖症的干预措施、肥胖症的治疗方法等。

(2)减肥的准备工作,包括人体体脂比例及体重控制、树立正确的减肥观念、减肥目标的设定与体重计算法、自测肥胖类型、对症下药等。

(3)减肥与营养搭配,包括食物热量及营养价值、运动减肥的营养支持、减肥瘦身的运动方法与营养策略等。

3.有氧运动内容

(1)体育游戏:足球类体育游戏、追逐体育游戏、各类磨炼意志的拓展类游戏。

(2)田径类有氧运动练习:短距离跑、中长跑、快走、慢跑、越野跑、跳绳、呼啦圈运动等。

(3)初级有氧球操:主要为跑跳步组合练习,如原地跑跳、开合跳、弓步跳、并步跳、前小踢腿跳、钟摆跳、吸踢腿跳、脚跟跳等。

(4)各种球类有氧练习:羽毛球运动、乒乓球运动、篮球运动、排球运动、橄榄球运动等。

4.身体素质

(1)速度素质:跑的辅助练习、50米、10米×4次往返跑等。

(2)各部位练习:主要为垫上运动与器械类的身体各部位的针对性练习。

(3)力量素质:俯卧撑、仰卧起坐、蛙跳、立定跳远等。

5.各教学内容百分比

塑身减肥班各教学内容如表4-5-1所示。

表 4-5-1 塑身减肥班各教学内容百分比

类别	教学内容	教学时数	合计教学时数	百分比/%	备注
理论	基础理论知识	1	2	6.25	
	减肥专业理论知识	1			
身体素质	身体素质	1	2	6.25	穿插在平时课堂中
	器械练习	1			
专项练习	有氧运动	20	26	81.25	
	身体成分测试与考核	6			
机 动		2	2	6.25	
总 计		32	32	100.00	

（二）塑身减肥班教学策略特点

1.设置形式多样的教学内容

每次课都要进行长时间、长距离的快走，以增加学生能量消耗，促进体内多余脂肪的利用。循序渐进，慢速为每分钟步数控制在 70～90 步；中速为每分钟步数控制在 90～120 步；快速为每分钟步数控制在 121～140 步，心率为最大心率的 80%。

几乎每次课都会安排体育游戏，如足球类体育游戏、追逐体育游戏、各类磨炼意志的拓展类游戏。通过这些游戏一方面增加上课的气氛，另一方面提高学生之间的合作能力，使相互之间的关系更加融洽，也同时提高了教学效果。另外，跳绳、呼啦圈运动、初级有氧球操、各种球类有氧练习（羽毛球运动、乒乓球运动、篮球运动、排球运动、橄榄球运动）等既耗体力又简单有趣的运动，都是去脂减重的很好的教学内容。

2.理论与实践相结合

教学中采用基础理论、专项理论与实际的运动、饮食、生活方式等课内外相结合的方式进行教学，以期提高教学质量。

3.创设科学有效的教学考核内容

尽量简化考核方式，注重学生学习态度、进步幅度、掌握体育基础知识程度的考核,其中体重控制幅度,占 20%;体质测试成绩,占 20%;身体成分成绩,占 20%;课内平时成绩(结合俱乐部与课余),占 40%。

4.采用激励教学原则来激活课堂

肥胖学生普遍具有惰性心理,而且缺乏意志力。但考虑到只有连续锻炼 30 分钟、身体供能方式以脂肪供能为主时,才能有效消耗身体多余脂肪,教师就要在这方面多下功夫,多采用引导、鼓励、激励的语言,来激励学生积极投入到练习中。教师或以身作则带头引导练习,或采用分组教学竞赛的形式,促进学生互帮互助,提高学生的意志品质。

5.户外运动与室内运动相结合

在保证学生安全的前提下,拓展利用校外场地空间(如越野跑、定向比赛等)进行教学。这样做既开阔了学生的视野,增加了学生的学习兴趣,又达到了增强体质、寓教于乐的目的。

(三)塑身减肥班考试方法和标准

(1)体重控制幅度,占 10%;体质测试成绩,占 10%;身体成分成绩,占 20%;发展性评价,占 20%。

方法:根据体质测试与身体成分的测试成绩,统计幅度后给予评分。体质测试每人测 2 次,身体成分每人测 3~4 次。

(2)平时成绩,共占 40%。其中,课内平时成绩:学生在课中的学习情况与出勤,占 20%;课外饮食情况,占 10%;俱乐部参与情况,占 10%。

第六节　合理饮食减肥干预作用

一、食物热量及营养价值

(一)食物热量

食物热量表,是指根据单位数量(如 100 克)的食物中所含的热量,绘制或列出的一览表,便于饮食保健参考。不同的食物会产生不同的热量。对于肥胖症、糖尿病、高血压等慢性病患者来讲,控制每天身体所摄取的热量,是减轻他们本身病变的方法之一。因此,有必要为每一种食物测量其所含的热量,以供需要者计算或安排每餐所吃的食物的总热量。

获取热量,是每日所需。一个人每日所需的热量和他的体重有关。每日摄取热量和体重比的关系,约为1千克/(时·千克),即4.186千焦/(时·千克)。所以一个重50千克的成年人每日所需的热量如下:所需热量=4.186×24×50=5.023(兆焦)。平均来讲,体重每增加1千克,身体所需热量就会增加0.1兆焦。根据世界卫生组织出版的《热量和蛋白质摄取量》一书,一个健康的成年女性每天需要摄取1800~1900卡路里的热量,男性则需要1980~2340卡路里的能量。

每100克(2两)食物中所含热量不超过40卡路里的蔬菜很适合减肥人群,如花椰菜、西芹、菜心、白菜、青椒、芥菜、椰菜花、蒜、生菜、菠菜、冬瓜、番茄、韭黄、莴苣、丝瓜、茄子、四季豆等。建议大家做蔬菜汤的时候可以先把蔬菜用热水烫一下,这样子煮的时间很短,营养也不会流失,而且盐可以在吃的时候再放。炒的蔬菜和蔬菜汤不能比。炒的蔬菜不但流失了大部分营养,热量也增加了,甚至是成倍增加。

饮食和减肥密不可分,饮食过量、热量摄取过多都能造成肥胖。所以吃得太多、运动太少、基础代谢率较低,其实真正引起肥胖的原因只有一个,那就是热量,热量的囤积无非是输入大于输出。所以三餐一定要定量,以蒸、煮、卤的料理方式代替油炸,选择清淡料理,进餐时也不要忘了多喝水,以水果代替甜点。

(二)营养价值

营养价值是指食物中营养素及能量满足人体需要的程度,是指在特定食品中的营养素及其质和量的关系。一般认为,含有一定量的人体所需的营养素的食品,就具有一定的营养价值;含有较多营养素且质量较高的食品,则营养价值较高。

不同食物的营养价值是不同的。比如,奶类的营养价值:蛋白质,平均含量3%;脂肪,含量约为3%,以微粒状的脂肪球分布在乳浆中,吸收率达97%;碳水化合物,主要为乳糖,甜度为蔗糖的1/6,可调节胃酸,促进胃肠蠕动,促进钙质吸收,促进肠道乳酸杆菌生长;矿物质,富含钙、磷、钾;维生素,维生素A、维生素D、胡萝卜素。

日常生活中有不少食物的营养价值和功效可以与人参相媲美,比如被称为"水中人参"的泥鳅、"果蔬人参"的胡萝卜等。

被称为"动物人参"的鹌鹑:鹌鹑味美肉鲜,营养极其丰富,堪比"动物人参",除蛋白含量高以外,维生素、矿物质、氨基酸及卵磷脂的含量也非常丰富。专家指出,鹌鹑肉蛋白含量虽高,但脂肪含量却很低,是一种低胆固醇的食品,特别适合高血压患者和肥胖人群食用。鹌鹑肉和鹌鹑蛋是营养滋补佳品,同时也是治疗某些疾病的良药。中医养生专家认为,鹌鹑肉具有补益五脏、强筋壮骨、止泻痢、消疳积、养肝清肺的功效。

被称为"果蔬人参"的胡萝卜:胡萝卜的营养价值之高,主要表现在它超高的维生素 A 含量上,是非常理想的防癌抗癌的食物。科学实验表明,经常食用胡萝卜可降低肺癌的发病率。一方面,胡萝卜中所含的山柰酚、琥珀酸钾等能增加冠状动脉血流,降低血脂,促进肾上腺素合成,对治疗高血压、心脏病、胃病等有很好的疗效;另一方面,胡萝卜还具有养肝明目、补气健胃、养肾健脾、解毒等功效。

被称为"水中人参"的泥鳅:泥鳅味道鲜美、肉质细嫩,含有多种营养成分,蛋白质、糖类、矿物质(如钙、磷、铁等)和维生素(如维生素 B、维生素 A、维生素 C 等)均比一般鱼虾高,属于高蛋白低脂肪食品。泥鳅具有补中益气、除湿退黄、益肾助阳、祛湿止泻、暖脾胃、疗痔、止虚汗等功效。

被称为"海中人参"的海参:海参中的蛋白质、脂肪、无机盐、维生素等含量很高,其中碘质、胶原纤维、多糖体、硫酸软骨素含量非常丰富,具有补肾、润燥、养血、补胃等功效。经常食用海参还有滋阴降火、补肾健阳、益智补钙的效果。

被称为"鱼类人参"的小银鱼:小银鱼全身 100% 都可以食用,因此被赞誉为鱼类人参。干制后的银鱼营养价值更加丰富,居群鱼之首。专家经过研究发现,经常食用含钙高的食物,能有效地预防大肠癌的发生。因此说,银鱼是不可多得的抗衰老、抗肿瘤的佳品。

被称为"茶中人参"的绞股蓝:绞股蓝具有滋补、镇静、催眠、降血糖、降血脂和降胆固醇、降转氨酶、延长细胞寿命、抗疲劳、抗衰老等功效,对治疗肝癌、肺癌、子宫癌等有很好的抑制作用,对治疗慢性支气管炎和长期失眠也有一定的疗效。

被称为"沙漠人参"的肉苁蓉:肉苁蓉主要产自内蒙古,具有滋肾壮阳、润肠通便等功效,对治疗腰膝酸软、阳痿早泄、宫寒不孕、肠燥、血枯、便秘等有一定的疗效。经过专家研究发现,经常食用肉苁蓉不仅能提高性功能和机体免疫力,还能起到延缓衰老和通便的功效。肉苁蓉可以用来煲汤、熬粥、炖肉、泡茶、泡酒和入药等,总之肉苁蓉的食用方法有很多。

还有一类营养价值较高的食物是豆类。大豆通称黄豆,有"素食中的肉类"之美称。用黄豆加工制成的食品,常见的有:豆腐、豆花、豆浆、酱油、味噌、素肉、豆腐乳等。黄豆是豆类中营养价值最高的食品。它不仅含有大量的铁,容易被人体吸收,而且它还含有 8 种人体必需的氨基酸,且含量均衡。例如,它具有其他食物所缺乏的良性氨基酸、多种不饱和脂肪酸,以及可以活化身体各项机能的维生素 E 等。多吃黄豆可以预防动脉硬化、高血压、脑溢血,以及胆结石等病症。此外,黄豆中所含的脂肪质是一种能够帮助维生素 A 被人体吸收、利用的良性脂肪。所以你不妨把它和黄瓜或红萝卜一起煮,这可以大大提高维生素 A 的摄取率。而且黄豆中所含有的大量维生素 B 群,还是加速人体新陈代谢的催化剂。它既能消除疲劳,又是美化肌肤的最佳美容素。而且黄豆也是一种十分大众化的食品。其富含的蛋白质与牛乳、肉类中的含量相当,但其价格却远远低于它们。所以黄豆是一种价廉物美的营养食品。

每个人体内的营养要均衡,身体才健康。所以饮食要注意:①食物多样,谷类为主;注意食用蔬菜、水果和薯类;常吃奶类、豆类或其制品;经常吃适量鱼、禽、蛋、瘦肉,少吃肥肉和荤油;食量、体力活动要平衡,保持适宜体重;吃清淡少盐的膳食;如饮酒,应限量;吃清洁卫生、不变质的食物。②要合理分配三餐食物量,三餐食物量及时间间隔应与作息时间和劳动状况相匹配,早、晚各占30%,午餐 40%,特殊情况可以做适当调整。③要因地制宜充分利用当地资源。④要养成习惯,长期坚持。⑤若经济条件允许,应该制定个性化、科学的营养食谱,通过补缺食、限制过食实现膳食平衡,从而达到防治身心智疾病的目的。

总的来说,人们要摄取适量的食物热量,同时要保证营养价值均衡。

二、运动减肥的营养支持

随着社会的进步,经济的发展,生活方式及膳食方式的变化,肥胖者的数量在不断增加。许多肥胖者为减肥而苦恼,他们往往选择节食,却忽视营养支持和生活方式的改变,将减体质量与减瘦体重的概念混淆,影响身体的健康水平。

所以在减肥期间,减肥者应适当增加蛋白质的摄取,减少糖类的摄取,并摄取适量的脂肪。在运动减肥处方的实施过程中,要因人而异,提倡科学节食与运动相结合,加强营养支持。

肥胖是一种既受遗传基因缺陷影响,又受过食和运动不足等因素影响的多因素疾病。提倡运动已成为当今世界各国促进健康的重要举措。此种非药物、无副作用的措施已成为减肥不可缺少的一部分,尤其适合我国国情。

运动减肥有许多的好处,如运动能恢复对新陈代谢的调节,刺激机体机能,消耗掉多余的脂肪,进而促进脂肪的代谢。一方面,运动能阻止脂肪形成,运动使肌肉对血液内游离脂肪酸和葡萄糖的利用率增高,使脂肪细胞缩小变瘦;另一方面,多余的糖被消耗而不能转化为脂肪,减少了脂肪的形成。运动有助于改善心肌代谢,提高心肌工作能力,心收缩力加强,改善了肥胖者心血管系统对体力负荷的适应能力,减轻心脏负荷,从而改善心血管系统的功能。

同时,运动还能改善肺呼吸功能。运动增加了呼吸肌的力量,增加胸廓活动范围及肺活量,改善肺通气及换气机能,气体交换加快,有利于氧化燃烧掉多余的脂肪。

运动能促进胃肠蠕动。运动改善了腹腔内脏活动的调节机能,增加了胃肠蠕动及其血液循环,使腹胀肠鼓、便秘、下肢静脉曲张、痔疮、嗜睡等并发症减少。

运动能增加大脑活力。运动调整了大脑皮层活动状态,使精神饱满,增加了战胜肥胖的信心。

减肥需要一定的营养支持。因为身材的胖瘦需要饮食来调节,所以吃什么可以减肥是肥胖者一直在追问的问题。如果吃错了食物,不但没有减轻体重,反而越来越胖。减肥是控制热量的过程,但在降低热量的同时不要把营养也降低了。因此低热量的不同食物都要摄取,例如可以吃些奶制品、各种蔬菜水果、还要充足饮水及补充维生素等。

水是生命之源,人体最不能缺少的就是水分。人一旦缺水,不但皮肤变差,身材更易胖,要知道水是维持人体生理机能正常运转的主要动力。在摄入 1 卡路里食物的同时,还要补充 1 毫升的水,这样才可以维持内分泌平衡。通常,每人每天需要补充 1.5～2 升的水,大约相当于 8 杯水,一杯 200 毫升左右。

另外,喝水可促进肠道蠕动,能够及时清除体内垃圾和毒素,还能起到增强饱腹感的作用。因此，也有人提倡在饭前先喝一杯水来降低进食量。

补充水分有很多种方式，汤、蔬果汁、牛奶、豆浆等都要计入每天的饮水量中。另外，由于清晨是排毒最佳时机，因此，早起空腹喝一杯水有助于更快排毒。喝水要有节奏性，不能一次喝足 4 大杯，这样是无效的，反而易造成水肿，一天中间隔几个小时喝水更健康。

如果你想要快速减肥的话，要注意在减肥期间多吃一些含有大量铁质的食品，比如瘦肉、大豆等。铁质对于健身十分重要。如果铁质摄入量不足，人体就不能将充足的氧气运送给细胞，从而降低了新陈代谢率。一般来说，成年人每日应补充 18 毫克铁质。你可以服用铁剂或者复合维生素，也可以多吃含铁质丰富的食物，如瘦肉、大豆、强化谷物等。

奶制品也是需要的，它是蛋白质的主要来源之一。以一杯 200 毫升牛奶为例，它大约含有 6.7 克蛋白质、231 毫克钙质，并含有大量微量元素。建议每人每天补充 80 克蛋白质以及 800 毫克钙质。据调查显示，每天喝 1 杯半牛奶能有助于减小腰腹。

在减肥期间，蔬菜、水果是饮食主角，世界卫生组织建议每人每天需补充 5 份蔬菜、水果。水果和蔬菜是维生素及纤维素的主要来源，而这些又是减肥必需成分。其中，水果含有大量蛋白质酶以及有机酸，它们可促进消化；而水果中的纤维素和果胶可促进肠道蠕动，预防便秘，并降低胆固醇，起到排毒减肥的作用。而蔬菜中同样含有丰富的营养成分，每天补充 400 克蔬菜最适宜，并在饭后 1 小时吃一个水果。

很多食物中都含有维生素，补充维生素可增强免疫力，并预防癌症，它是人体健康的储备力量。减肥期间可适当食用鱼类、乳制品、蔬菜、水果等来补充维生素，而每天喝一杯鲜榨橙汁既能帮助减肥，又能预防感冒。对于减肥者来说，维生素 C 是最为重要的，西红柿、花菜、葡萄等都含有大量维生素 C；对于女性来说，维生素还是延缓衰老的良药。

不管是否处于减肥阶段，营养的补充都很重要，充足的营养维持着身体健康，并更有助于减肥，因此，专家一致不推荐节食减肥。吃什么可以减肥？人体必要营养成分一种也不能少，蔬菜、水果是饮食主角，建议减少主食及较高热量食物的进食量。

运动结合合理营养是世界公认的减肥良方，其主要原因在于以下两点。

首先,运动可以调节能量平衡,有利于维持合理的体重和体脂。运动与体质指数呈负相关。运动消耗能量,增加骨骼肌对脂肪的摄取量,活化 β 氧化途径,减少体脂,从而使体重超重者可以在较低体重和体脂水平上建立新的能量平衡。

其次,运动调节脂肪代谢和影响脂蛋白的基因表达。我们的实验多次证实高脂肪、高胆固醇饮食可使血清胆固醇、甘油三酯、低密度脂蛋白和载脂蛋白浓度显著增加,使低密度脂蛋白受体基因显著降低。有氧运动训练可减少"高脂血症"大鼠的体脂,降低血清胆固醇、甘油三酯、低密度脂蛋白和载脂蛋白 B 等致病性血脂水平,有效预防高脂血症。并且运动在一定程度上可有力地抗衡肥胖遗传基因的影响,是减少慢性病危险因素的重要环节。

减肥的运动量。减肥运动应采取中、小强度(最大摄氧量<60%),包括大肌肉群,采取规则、重复的方式,每周至少 3～5 次,最好每天 1 次,每次持续 60 分钟以上(开始时注意循序渐进),能量消耗达到 300～330 千卡以上,可采取走路、慢跑、游泳、打球、爬山、骑车、跳舞、上下台阶和一些室内运动等多种方式。

但有些人认为光靠运动不能减肥。其实这是错误的。相反,光靠节食是不能减肥的。因为规律的运动可以降低脂肪固定值,因而能持久地保持身体健美,使已经减掉的脂肪不再重现。持久的有氧运动能使新陈代谢提高 25%;快走会使新陈代谢提高 17%。因此,即使不节食,一个身体超重的人坚持步行,一年不到,平均可减少 10%～20%的重量。

有些人没搞明白减肥要减的是什么。我们要减少脂肪和碳水化合物(淀粉和各种糖),但并不能减少蛋白质、维生素和矿物质。食物的营养素有将近 50 种、6 大类,其中引起肥胖的只有脂肪和碳水化合物这两类,而且还是多余的部分才有这种害处。各种维生素和矿物质都不会增肥,相反,减肥的时候维生素消耗量还会增加,矿物质也容易流失,所以要额外补充,否则身体就连分解脂肪的力量都没有了。

具体来讲,脂肪和淀粉要分解,就是各种时尚杂志上所说的"燃烧",就要经过"生物氧化"的过程。可是,生物氧化需要很多的酶来帮忙。而这其中的很多酶又需要维生素来帮忙,作为它们的辅酶。比如说,要消耗掉你所吃下去的淀粉和糖,就需要分解掉你吸收进去的葡萄糖,而这个过程中,就需要维生素 B_1 来帮忙。如果没有维生素 B_1,就算吃了很多饭,你还是浑身没劲,连吸收进去的葡萄糖都分解不掉,更谈不上分解体内的脂肪了。又比如说,脂肪分解的过程当中,要先把它碎成小段,这需要泛酸这种 B 族维生素的参与。然后,这些片段要再分解成二氧化碳和水,还需要维生素 B_2 和烟酸来帮忙。没有它们,脂肪就不能彻底分解掉。可以这么说,你分解脂肪的任务越重,这些维生素的需求反而越多。

此外,还有些矿物质也与减肥有关。比如钙,动物实验发现,缺乏钙的时候,产热能力下降,体温降低,能量消耗减少,脂肪合成酶活性却会升高。这样怎么能减少脂肪呢? 人体实验也发现,缺钙的饮食会增加肥胖的风险。

如果营养供应非常充足,人就不会因为减肥而虚弱疲惫,运动起来更会充满活力。你要减少的不过是几斤肥肉而已,如果改善营养,增加运动,一个月之后一定能看到体形改善的效果。而且最重要的是,你的皮肤和气色会变得更好,精神饱满,顾盼有神,觉得自己更加年轻。

看来,要想减肥,少了这些营养还真不行! 那么,蛋白质为什么也要吃够呢? 那是因为蛋白质能变成能量,富含蛋白质的食物吃得太多也有增加体重的危险。但是,如果身体的蛋白质不够用,那后果是非常严重的。蛋白质供应长期缺乏,身体中的蛋白质代谢就会出现"负氮平衡",人的基础代谢率将会明显下降,就形成了"易胖难瘦"的体质,以后即便少吃,也很难瘦下去,而稍微多吃一点就会发胖。

如果每天吃相当于两碗米饭的主食,而且一半以上是用杂粮、豆粥和各种薯类(8 两薯类相当于 1 碗米饭)来替代。每天吃 1 斤半蔬菜,但是必须放油很少,多用焯拌、少量油煮、蒸或者凉拌的方法。每天可以吃 1 斤水果,牛奶或酸奶每天半斤到 1 斤,可以吃 1 两低脂肪的肉,再加 1 份少油烹调的豆腐/鱼/蛋。每天用餐时还要补充维生素和矿物质增补剂,保证每日供应量达到或略超过健康人每天的推荐数量。各种零食、点心、甜饮料、冷饮等都要尽量戒掉。再加上每天 1 小时运动,减肥效果就会出现。

三、饮食疗法对肥胖者的热量影响

作为减肥的对策,饮食限制是首先应该采取的措施,并以减少到标准体重为目的。Flechtner Mors 对随访 4 年的肥胖患者进行的研究表明,这些肥胖患者通过食用膳食代用品来达到减肥和维持体重的目的。共有 100 名患者参加了最初的研究,该研究包括 3 个月的体重减少期和 48 个月的体重维持期。Flechtner Mors 鼓励患者保持正常的体力活动水平,并每月接受营养师关于行为调整的指导。减肥期间,Flechtner Mors 为 A 组患者设计个人化食谱,含 1200~1500 千卡能量(19%~20% 的能量来源于蛋白质,48%~54% 来源于碳水化合物,25%~34% 来源于脂肪)。建议每天进食 3 餐及 2 次甜点。同样,Flechtner Mors 为 B 组受试者也设计了一份相似的供其选择的食谱,只是 3 餐中的 2 餐由奶昔代替,第 3 餐为含 600~900 千卡能量的 30~50 克蛋白质。每份膳食代用品含 220 千卡能量、14~17 克蛋白质、27~33.5 克碳水化合物、5~6 克脂肪、4.5~6.5 克强化了维生素和矿物质的膳食纤维。在体重维持期间,Flechtner Mors 建议两组受试者每日用能量控制膳食代替一餐,用甜点代用品代替一次甜点。在 4 年的体重维持期间,B 组受试者平均体重减少水平一直都高于 A 组。与原始体重相比,两组受试者的体重都有显著降低。其中 B 组在从基线期开始的所有时间点内都有非常显著的改变。75 名患者中有 8 人体重增加了 2.41 千克,这 8 人都属于 A 组。随着第 2 年和第 4 年体重的少量减少,A 组和 B 组受试者的葡萄糖和胰岛素水平都显著降低。与基线期比较,B 组受试者的收缩压和甘油三酯水平显著降低。Flechtner Mors 的研究建议,膳食替代手段有助于开始及维持健康的饮食,使用膳食代用品减少了选择食品的次数,有助于减少能量摄入。

饮食疗法是直接通过控制饮食、限制热量摄入,以达到热量平衡从而减重。饥饿方法是 Bloom 于 1959 年首先提出的,它可以使肥胖者体重明显减轻,一个 120 千克的肥胖者采用饥饿疗法,在最初两个月每天减重 0.373 千克,2 个月减重 7.5 千克。但采用这种方法减重后,往往会产生厌食、腹泻、营养不足等副作用显著,此方法已不再采用。肥胖者采用半饥饿与低热量、低脂饮食(一般指热量控制在 5022~6277 千克/天)相结合的方法,在体内虽然蛋白质丢失少些,但却增加了游离脂肪酸的消耗,有酮中毒的危险。Keys 观察了 24 周采用半饥饿疗法的肥胖者,损失的瘦体重需要 58 周才能恢复。Salans L. B. 从肥胖者对膳食的接受程度和维持长期减肥效果方面综合分析,认为低热能、低脂饮食是比较可取的方法,通常热能摄取小于 3348 千克/天,且食物中包含一定量的蛋白质、维生素、矿物质。目前认为低热能、低脂饮食可以减低体重而瘦体重没有明显影响。现今市场上减肥食品繁多,但它们或由于热卡不足或由于营养成分不全而影响机体正常生理活动,未达到理想要求。各种饮食疗法的共同缺点是一旦解除饮食控制,体重较容易反弹。因此,饮食疗法只能作为单纯性肥胖治疗措施中的一项基本方法。

从调查可知,分别有 86.5% 和 72.4% 的学生想过或曾经减过肥和发展肌肉,但是仅有 14.6% 和 8.9% 的学生能够长期坚持。因此,通过塑身减肥班和塑形俱乐部的平台,希望能帮助他们养成锻炼的习惯,并获取减肥的方法。

四、运动与饮食的建议

饭后马上运动会影响减肥运动效果:人体进食后体内副交感神经易受到抑制,此时机体若要锻炼,运动效果会打折扣;也容易导致血流分配紊乱:吃饱饭后消化器官需要大量血液来促进消化吸收,当全身肌肉在运动时,也需要大量血液参与,于是就会夺取消化器官的血液量,导致消化吸收功能紊乱。这种紊乱既影响运动效果,又危害机体。

运动前最好选择温热性的食物。在运动前 1 个小时,吃一些温热性的食物,能有效提高身体的基础代谢率,如红萝卜、洋葱、韭菜、辣椒、姜、葱、蒜头、胡椒等。但对于那些肠胃道不适的人,最好不要食用太多刺激性的温热食材,如辣椒、胡椒等。

另外,可以适量补充碳水化合物。在瘦身的过程中,热量控制固然重要,但千万不要以为饿着肚子运动会让你更瘦。由于运动会消耗体内的热量与水分,如果空腹运动,反而会让心理产生补偿效应,导致运动后吃得更多。因此,如果不是饭后 1~1.5 小时再运动,最好在运动前 1 小时补充适量的碳水化合物,如高纤饼干、优酪乳、新鲜水果等容易消化的食物,除了可避免运动过后血糖过度下降的不适症状外,还能增加运动的持久性,同时可降低运动过后的疲劳感与饥饿感。而如果运动前还是觉得饿,亦可饮用低糖的饮品,如蜂蜜水或低糖豆奶等。

同时,要依照运动时间长短饮用 500 毫升以上的温开水。身体在运动中血液循环速度会加快,就算肚子觉得饿,也千万不可马上吃东西,以免血液快速流到肠胃道中,影响脂肪燃烧的速率。因运动时身体较容易流失大量的水分与电解质,如果不适当适时地补充水分,很有可能会出现脱水现象,危害身体健康。因此,每隔 10~15 分钟补充一次水分是必需的。最好的选择是喝温开水,这样才能让热热的身体快速吸收水分,切忌饮用冰水,以免妨碍身体的热量代谢率。

此外，也可以喝一杯无糖的咖啡。有研究指出，适量的咖啡因能提升脂肪的燃烧率。如果能在运动前饮用一杯无糖、不加奶油的咖啡，对于降低体脂也有帮助。但容易心悸、失眠的人，最好不要饮用咖啡，以免造成不适。

运动后的饮食也非常重要，它决定了你减肥的成败与否。然而许多人在运动瘦身的营养搭配方面存在两方面的误区。一是运动瘦身需要大量消耗能量，存在着由于营养搭配不当而使自身营养补充不足、营养不良。二是由于营养搭配不当，过量补充热量，而达不到运动瘦身效果。所以运动后怎么吃既能补充人体所需的营养，又不会发胖呢？以下介绍几种适合运动减肥期间食用的蔬菜：①韭菜。韭菜能增加肠胃的蠕动能力，加速排除肠道多余的脂肪，达到瘦身的效果。②白萝卜。白萝卜具有消除脂肪、去除油腻及化痰止咳的功效，能够降低血脂和血压，对瘦身减肥很有益处。③冬瓜。冬瓜具有去水肿和祛火的功效，可以消除身体多余的水分和脂肪。④绿豆芽。绿豆芽含有多种蛋白质和维生素，能够很好地补充人体由于大量运动而消耗的营养。⑤海带。海带含有人体必需的多种维生素和矿物质，具有降低血脂和血压的神奇功效，是瘦身不可或缺的饮食佳品。⑥木耳。木耳具有极强的降低胆固醇和血脂的功效，其含有多种蛋白质和纤维以及人体必需的矿物质，可以起到防止脂肪积累和瘦身的作用。

第七节 心理减肥干预作用

我国过去只重专业技能的培养和思想政治教育，轻视甚至忽视健全人格的塑造和学生心理素质的提高的单一的教育模式和简单的教育方式已无法适应新形势的发展变化。[1] 因此，创造新的教育理念，探索高校心理健康教育实践的新模式、新途径和新方法，既是我国教育理论发展的需要，也是我国教育现实发展的必然要求。

---

① 张雷.高校心理健康教育的本质定位及实践走向[J].广西青年干部学院学报,2004(1):48-49.

一、模式构建的可行性与理论基础

在国外,尤其是欧美等发达国家的大学生心理健康教育已相当普遍,并受到高度的重视。他们不仅形成了各种心理健康教育的理论和流派,而且创造和掌握了多种各具特色的实际操作模式。当前,大学生心理问题存在着普遍性、扩展性、多样性和道德素质多元化等特点。[1] 由于我国过去在长时间内大多实行重专业技能、轻心理素质,重政治思想表现、轻健全人格和良好心理品质的培养的教育模式,将心理健康教育混同于德育,重诊治、轻预防,重障碍咨询、轻发展咨询,队伍的专业性不强,缺乏对心理求助方式的调查等,[2]因此,人们往往或者用单纯的思想政治教育来代替心理健康教育,或者把心理健康教育只是当作"思想道德修养"的一小部分来对待,从而使得我国大学生的心理健康教育工作未能达到应有的地位,也未引起许多高校足够的重视,当然也就不可能形成系统化、科学化、整体化和规范化的大学生的心理健康教育的实践模式。大学生心理健康教育的理论基础来源于心理学和教育学,任何科学的心理健康教育模式都必须充分体现以学生为主体和以人为本的时代精神,具有丰富的人文内涵,这样才能受到学生的欢迎,从本质上保证心理健康教育的有效性、趣味性和发展性。

二、大学生心理健康教育实践模式构架

综合国内外最新心理健康教育理论,结合具体的调查研究,构建当代大学生心理健康教育模式的基本思路和出发点是将心理健康教育教学真正纳入到学校的整体教育体系中去,使之成为学校整体素质教育体系的有机组成部分。

(一)大学生心理健康教育目标体系

当代大学生心理健康教育是一个复杂的工程,建立清晰的目标体系对科学

---

[1]　刘萍,方乐坤.大学生心理健康教育的现状及对策研究[J].重庆大学学报,2003(6):123-125.

[2]　彭晓玲.高校心理健康教育的误区与对策思考[J].西南师范大学学报(人文社会科学版),2004(4):21-25.

地开展学校心理健康教育具有重要的意义。大学生心理健康教育教学的目标应在素质教育总的宗旨的指导下,根据不同年级、不同个体的心理特点和心理需求,分别提出各年级心理健康教育的侧重点和具体方法,使心理健康教育持续、有针对性地开展下去。

(1)心理健康教育的运行目标。科学的心理健康教育模式应该具有完善的理论体系、科学的运行程序和有效的评价标准,要根据大学生的不同年龄、个性、成长环境等特点建立不同的心理健康教育方法,[1]将心理健康教育贯穿学生学习的全过程,各种因素有机结合才能保证心理健康教育高效、顺利地实施。

(2)心理健康教育的成效目标。培养符合时代发展、身心和谐、积极向上的当代大学生是心理健康教育的基本目标;使大学生具有良好的心理素质,具有较高创新能力,具有自我全面发展的能力是心理健康教育的最终目标。

(二)大学生心理健康教育原则体系

大学生心理健康教育有其自身的规律和基本要求,其原则是建立大学生心理健康教育理念体系的立足点和出发点,也是实施心理健康教育必须遵循的基本规则。原则的确立对于广大教育工作者自觉运用心理健康教育的规律,掌握心理健康教育的技巧,促进心理健康教育工作的成效等方面具有重要的指导作用。[2]

(1)整体性原则。当代大学生心理健康教育既是针对全体学生的教育,也是针对个别学生进行的教育;既是学校教育的重要组成部分,也是全体教育工作者应该关注和参与的教育;既是宏观的教育,也是微观的教育。心理健康教育从目标、形式、内容、运行机制和评价方法来说,都是互相统一的整体。

(2)主体性与主导性相结合原则。外因是变化的条件,内因是变化的根据,外因通过内因而起作用。在心理健康教育工作中,教师的活动属于外因,学生的自觉能动性属于内因,教师的活动归根到底要通过学生的自觉能动性才能发

---

① 刘兵,陈建红,吴宇萍,等.大学新生 3848 名心理健康相关因素分析[J].中国临床康复,2004,(15):39-41.

② 徐晓芳,郭德华,夏玲,等.当代大学生心理健康教育实践模式的构建[J].教育科学,2006,22(5):90-93.

挥作用。因此,在高校心理健康教育中,教师是主导,学生是主体,教师的主导性作用和学生的主体性地位贯穿于教学全过程。[①] 教师的主导性体现在对学生心理健康教育的导向性、指导性和参与性方面;学生的主体性体现在学生在心理健康教育活动的主动性、自觉性和创新性等方面。

心理健康教育效果的好坏,最终体现在学生是否受到好的影响,学生的人格是否得到最大尊重,学生的主动性是否得到了最大程度的发挥。只有在心理健康教育与教学的实践中,给予学生充分的信任和理解,给予他们最大程度的尊重,学生才能在实践活动中真正受到"心灵"的启迪和教育,才能激发其内在的发展动机。

(3)差异性原则。不同的个体在不同的发展时期具有不同的心理特点,心理健康教育是一项差异性教育,在制订方案和实施过程中要充分考虑时间、时机、对象和目的的不同,采取不同的策略与方法,这样才能使全体学生得到有效的帮助与发展。

(4)阶段性原则。心理健康教育不是平面发展的教育,它具有明确的阶段性要求,高校心理健康教育分为心理健康知识普及期、心理健康评估期、学生问题解决期、团体和个体干预期、学生自主发展期和成效评价期。不同的阶段需要有不同的侧重点和方法。这种层次分明、结构合理、方法明确的心理健康教育模式,有利于促进全体学生和整个学校教育工作的全面发展。

(5)自主发展性原则。用发展的思维贯穿高校心理健康教育一切工作,既是当代心理健康教育的基本要求,也是保证成效的具体工作方法。心理健康教育不是辅助的教育,也不是间接的教育,而是促进学生自主发展的教育。自主发展是心理健康教育的最高境界,要求在实施心理健康教育过程中,用发展的眼光来发现问题,用发展的思维来解决问题,引导学生自我实现、自我发展。

(三)大学生心理健康教育内容体系

大学生心理健康教育内容应该结合时代特点,围绕大学生成长、成才和为祖国发展效力所应该具备的能力,制定切实可行的方法,进行科学的规划。

---

① 张翔,樊富珉.大学生心理健康教育的新视野冲突教育初探[J].清华大学教育研究,2003(4):64-68.

（1）行为规范教育。行为规范不但是一个人的为人之道，更是一个人的综合素质的体现。由于应试教育传统思想的影响，当代大学生的行为规范教育有许多不足之处，表现出一些不良现象，如不良网络行为、抄袭、不诚实、浪费、感情用事等都是行为教育和道德教育问题。随着影响大学生心理健康教育因素的增多和复杂化，大学生行为规范教育已成为一项刻不容缓的高校工作。

（2）适应能力和创新能力教育。21世纪是知识经济时代和信息时代，更是一个全面创新的时代，适应能力强、创新能力强是当代大学生成功的最重要素质之一，大力开展学生创新教育，是高等学校适应时代要求的全新人才培养模式的重要手段和主要内容。创新是一个民族进步的灵魂，是国家兴旺发达的不竭动力。大学生适应能力和创新能力的培养不论是对国家、民族，还是对大学生个人的健康发展、成功就业等都是极其重要的。

（3）健全个性的培养和教育。大学生健全个性是心理健康教育的基本要求和基本内容，其主要标志是：具有科学的世界观、人生观和价值观，具有良好的道德品质和自我修养，具有和谐的人际关系，具有积极的自我观念等。

（4）人际关系和正确的婚恋观教育。人际交往和人际关系问题是影响大学生心理健康的重要因素，提高人际交往的能力和水平是大学生心理健康教育的重要内容。[①] 和谐良好的人际关系是维持和促进大学生心理健康的前提条件之一，也是当代大学生最关注的问题之一。大学阶段是性生理机能成熟而性心理发展相对滞后的时期。在这个时期对大学生进行科学的婚恋观教育是非常必要和及时的。

（四）构建干预模式及其应用

1.心理干预模式

对于存在心理问题或心理有障碍的学生，需要采取具体的心理干预方法。心理干预模式是学校心理健康教育的主要模式之一，目的在于解决个体或群体的心理和行为问题，其特点是目的性强、矫治措施具体、专业性强。心理干预的方法主要有：行为干预、认知干预、系统脱敏干预、理性情绪干预等。

---

① 张翔，樊富珉.大学生心理健康教育的新视野冲突教育初探[J].清华大学教育研究，2003(4)：64-68.

2.自主教育模式

以班级和系别为单位成立心理健康教育小组,以个人为单位参与学校心理健康教育协会,开展一系列的自主教育活动。学生可以通过心理剧的方式模仿心理需要和心理障碍现象,通过校园网络、校园电视、广播和板报等多种形式,达到教育、娱乐、发展和提高的目的。这是高校心理健康教育最重要的模式,也是最有效的模式。

3.全面预防模式

一方面,随着信息传播的多样化和广泛性,校园也越来越受到社会各方面的影响,大学生思想活跃,容易受到不良文化和信息的侵袭,容易导致各种心理障碍;另一方面,由于大学生知识水平较高,认知能力强,具有较强的上进心,所以该群体的心理可塑性也较强,是心理健康教育介入和产生成效的良好时机。把心理健康教育纳入全程教育中,采取心理讲座、心理档案建设、心理电影播放、课堂教学、心理问题干预策略,组成一个立体化预防模式[①](见图4-7-1),以个人—班级—系别—学校为主线组建学校多层次、全面预防体系,是当代高校心理健康教育的发展方向。

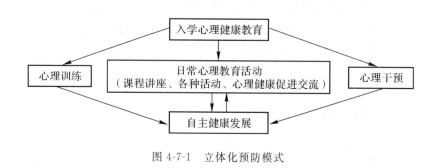

图 4-7-1 立体化预防模式

(五)建议与措施

(1)改善学校心理环境。学校政策策略:把校风建设、校园建设列入学校管

---

① 徐晓芳,郭德华,夏玲,等.当代大学生心理健康教育实践模式的构建[J].教育科学,2006,22(5):90-93.

理主要议事日程;规范教师教育行为,并列入教师考核;建设优美、安全的校园;积极倡导科学、先进的教育方法。

教师行为干预:严格做到不讽刺学生和体罚或变相体罚学生;不把不良情绪带入课堂,使用以"鼓励"代替"表扬",以"研讨"代替"批评"的教育方法;建立良性竞赛环境,为所有学生创造成功机会。

(2)开设大学生心理健康教育课程。由心理健康教育专家开设"大学生心理卫生"选修课或讲座;由校医院开设"卫生与健康"公共选修课或讲座,着重解决由疾病和日常饮食卫生等引起的心理健康问题。由学校相关院系开设大学生心理健康教育课程,加强学生日常管理。

(3)对学生、教师进行系列教育活动,如开展"心理健康教育活动月"等大型活动。举办各种形式的心理健康专题讲座,向大学生系统地讲解心理健康知识,使学生们了解心理活动的一般规律,以及大学生生活各个阶段自身的心理特点,掌握心理调适的理论和方法,自觉地把大学生活变成不断完善个人心理素质和进行自我教育的过程。

(4)积极开展学生心理健康咨询活动。对已出现心理问题的同学进行心理辅导,帮助学生正确认识心理问题,促进其个性的健康发展。心理咨询主要包括学习、人际关系、恋爱、择业等方面的内容。

(5)对学生、教师开展多样化的宣传活动。以多样化的宣传形式,促进大学生提高心理健康的意识。

(6)通过组织体育竞赛、体育趣味活动、文艺活动、音乐欣赏、各种社团活动,进行团体训练、缓解压力训练、消除人际关系紧张的训练等。

第五章　运动减肥干预模式的实施与效果评价

第一节　运动减肥干预模式的实施

人类正经历着一场壮丽的社会变革,我们目睹着从农业经济、工业经济向知识经济的过渡,我们享受着从短缺经济向过剩经济转变带给我们的物质恩惠,我们感受着从劳动生产方式经济向休闲生活方式经济转化的种种适应与不适应。生产方式和生活方式发生了变革,国民的体能却在衰退,身体变得越来越羸弱,由此肥胖人口的增加,已成为世界性关注问题。据世界卫生组织统计,2014 年全世界成年人中约有 10 亿人超重,其中 3 亿人达到肥胖标准;在我国 14～64 岁的人群中,超重人数已逾 1 亿,肥胖已成为导致全球慢性疾病和伤残的主要危险因素之一。在校大学生已进入生长发育的最后阶段,这个阶段的生长发育、体形匀称度、机体新陈代谢的功能及各器官系统的工作效能将对其终身产生重要的影响。

本研究采用俱乐部干预模式与塑身减肥班模式,结合营养控制干预对超重/肥胖大学生设计干预方案,实施干预,并完成各项指标测试,全面了解超重/肥胖大学生的身体成分特征,探讨运动减肥干预模式对超重/肥胖大学生的健康产生的影响及其机制,引导大学生建立科学的健身与饮食理念,增强其体育意识,培养其自觉锻炼的习惯,解决大学生对形体的需求,并减少减肥的盲目性,为体育课的教学和指导减肥健身锻炼提供实践和理论依据。

一、运动减肥干预方案设计

1.运动干预方案

运动干预方案,包括运动方式、运动强度、运动频率、持续时间、运动进度等,采用俱乐部干预模式与塑身减肥班模式,采用自我锻炼和集中锻炼相结合的干预方案。时间:每周一、周四下午 4:40—6:00 集中练习;周二、周六自主练习。

每次运动不少于 60 分钟。运动强度:控制在最高心率的 60%～75%(最高心率＝220－年龄),平均心率控制在 120～130 次/分。将学生分成两组,分别在准备部分、基本部分和结束后,测即刻的心率和 1 分钟、2 分钟、3 分钟后的心率,每次采取两两互相合作的方式来测定心率,并记录下来。根据学生的反馈信息,每两周后调整干预方案,逐步增加训练量。浙江树人大学体质中心的骨干教师参与整个干预过程的训练和医务监督。第一周为适应性练习。锻炼的具体安排活动表与进程见表 5-1-1。

表 5-1-1 运动减肥干预模式的实施进度

时间	工作内容	负责人	备注
2 月	1.肥胖学生的筛选 2.问卷的设计 3.肥胖成因、健康减肥的方法与干预资料的查找	邵明虎、颜飞卫、刘涛	(男女分开、分四个年级)
3 月	1.召开座谈会,完成问卷的发放、回收与统计 2.肥胖学生的身体成分第一次测试与统计 3.完成干预课程的大纲、计划与进度 4.确定干预的手段、方法、人员等实施方案	赵军、颜飞卫	学生帮忙
4 月	1.实施干预的手段、方法、人员等方案 2.实施干预的大纲、计划与进度 3.课外试验与辅导班的小论证	颜飞卫、冯英歌	一周三次,为期 1 个月
5 月	1.肥胖学生的心肺功能第二次测试与统计 2.进行实施方案的效果评价	颜飞卫、赵军	学生帮忙

续表

时间	工作内容	负责人	备注
6月	1.继续实施干预的手段、方法、人员等方案 2.实施干预的大纲、计划与进度 3.课外试验与辅导班的小论证	颜飞卫、冯英歌	一周三次，为期1个月
7月	1.身体成分第二次测试与统计 2.实施方案的效果评价	颜飞卫、赵军	学生帮忙
8月	1.完善干预课程的大纲、计划与进度 2.成本研究阶段性的统计与研究报告	颜飞卫等	
9月、10月	1.实施干预的手段、方法、人员等方案 2.干预的大纲、计划与进度 3.课外试验与辅导班的小论证	颜飞卫等	
11月	1.体质测试的测试与统计 2.实施方案的效果评价	颜飞卫等	学生帮忙
12月	1.实施干预的手段、方法、人员等方案 2.干预模式的总结	全体教师	学生帮忙
1月	1.完成本研究的统计与总研究报告	颜飞卫等	

2.自我锻炼方案（A类方案）

（1）早上跳绳。根据学生的身体健康状况以及心肺的负荷量，每次运动5分钟，每分钟不少于54个/组，每次间隔休息1分钟，共练习5～7组。

（2）快步走或慢长跑，均为20分钟。

（3）下午运动训练。下课后，慢跑10分钟。

（4）爬楼梯。在寝室楼走完四层楼的楼梯，每次爬两级阶梯。2分钟/组，共练习5组，时间控制在15分钟内。

（5）呼啦圈运动。3分钟/组，共练习4～5组，时间控制在20分钟。

（6）仰卧起坐或腰腹运动。共练习4～5组，53个/组，1分钟/组。

3.统一锻炼方案（B类方案）

锻炼的具体安排见活动表与进程（见附录1、附录3），由专业教师轮流按照进程指导。

二、饮食干预设计与实施

(1)超重/肥胖大学生对自己的膳食和活动情况进行为期两周的登记,膳食情况登记的内容包括摄取食物的量、时间、种类及饥饱程度,每日的活动记录包括活动的内容及时间。

(2)教师将日常膳食热量表及活动耗能热量表发给学生,学生根据热量表计算自己每日摄入的总热量;同时要求学生在平日里对自身热量的摄取进行自我干预及用餐的自我评价,并根据日常活动消耗计算出日消耗量。

(3)应用中国疾病预防控制中心营养与食品安全所研制的营养计算器V16,对学生每日摄取的热量和活动消耗的能量进行定量分析。

(4)每月一次营养指导课,于集中授课时进行,提出膳食整改建议,根据能量和运动分析结果,要求学生在自己原来的膳食基础上调整膳食结构。适量提高膳食纤维的摄入,多进食低热能和体积大的蔬菜、水果增加饱腹感,减少胆固醇的吸收。减肥食谱以高蛋白、低脂肪和低糖的饮食,保证各种营养素齐全,避免各种营养素缺乏,并让学生知道每个环节的重要意义。

(5)对学生进行追踪观察,并对其行为进行矫正,指导学生学会自我评估和自我监督。

三、运动减肥干预的实施

(一)文献资料的查找与收集

一方面,课题组系统收集、翻译和查阅了大量关于肥胖成因、减肥方法、体能训练手段的书籍和网站,并对相关内容进行了整理;另一方面,派专人收集与本课题相关的问卷材料、测试材料等。

资料的收集程序如下:

(1)与各单位、各学院取得联系,获得他们的支持与配合。

(2)由5个学生志愿者专门与各学院联系,负责各学院超重/肥胖学生的招募、干预、管理工作。在项目的开始阶段,志愿者通过与各学院超重/肥胖学生的个别交流,一方面,可以招募到足够的超重肥胖患者,并了解他们各方面的状况;另一方面,可以与超重/肥胖学生建立良好的人际关系,为后续干预的实施创造有利条件。

(3)向符合条件的超重/肥胖学生解释干预的目的、方法,同意参加者需签署知情同意书。

(4)干预开始前,组织超重/肥胖学生到医院进行一般体检。身体检查合格、并无心血管史者,方可参加后续的干预环节。

(二)干预前后指标测试

1.设计

整群抽样,然后进行分类指标测试,建立数据库,进而进行统计分析。

2.单位

浙江树人大学、浙江树人大学学生体质测试中心。

3.对象

以浙江树人大学大一、大二学生为研究对象,依据 2010—2014 年浙江树人大学全校学生体质健康检测结果,抽取 2010—2014 年期间连续两年体质测试成绩低于 60 分且 BMI 达到超重/肥胖标准的学生 584 人,其中男生 323 人、女生 261 人。

4.设计、实施、评估者

实验设计、实施、评估者为课题组颜飞卫、赵军、邵明虎等老师,所有参与本实验的测试工作人员均经过统一、系统的培训,整个过程由浙江树人大学公体部所有教师、浙江美术学院部分体育部教师与浙江树人大学学生体质测试中心指导和验收。

5.方法

本着受试者自愿报名的原则,抽取 120 名学生(其中男生 60 名、女生 60 名)作为样本,这些学生需经一般的身体检查合格,且无心血管病史,生活环境大致相同。选定样本后,成立减肥实验班(现已开设校选课);其余 464 人参加健身减肥俱乐部,最早于 2011 年 3 月始至 2011 年 7 月,分别实施一学期的减肥干预,采用实验研究法对超重与肥胖大学生实施运动与营养干预,统一测量各项身体成分、机能、素质和生理指标,按整体肥瘦评价标准和局部超重与肥胖的评价标准进行综合评价(备注:从 2011 年始至今一直对不同的有需求的学生实施减肥干预)。

6.体质检测指标与方法

体质测试项目采用教育部、国家体育总局颁布的《国家学生体质健康标准》的测试项目,并运用其规定的仪器检测。其检测指标包括身体形态、身体素质指标体系。其指标体系见表 5-1-2。

表 5-1-2 体质与身体成分检测指标体系

体质检测指标	身高、体重、体重指数、800 米、握力、1000 米、立定跳远、坐位体前屈、仰卧起坐(女)、引体向上(男)、50 米
身体成分检测指标	体质指数(BMI)、体脂百分比(F)、腰臀比(WHR)、上下肢脂肪含量百分比、躯干脂肪含量百分比、体脂控制、心肺功能测试、台阶试验、血压、肺活量、功率自行车

身体成分指标检测:使用 Inbody 3.2 人体成分分析仪(Biospace,韩国)进行检测,测试前矫正仪器。受试者在检测前 24 小时内避免剧烈运动和大量饮水。检测时受试者身着轻便服装,事先用生理盐水擦拭双手和双脚,以增加皮肤导电,其检测内容包括身体成分分析、脂肪分析、身体水分分析、综合评估、体重控制、健康评估和营养评估等指标体系。其指标体系如表 5-1-2 所示。

(三)专家访谈与问卷调查

采用专家访谈法了解运动与营养干预处方的理论知识以及实验设计的意见与建议。采用自制的问卷调查学生的膳食行为、运动行为和生活习惯以及对超重/肥胖的认知情况。调查前对测量人员进行统一培训,调查中专人专项负责。发出问卷 180 份,回收问卷 180 份,回收率 100%,有效问卷 176,有效回收率 97.78%。

为了获取本研究所需实验数据,在实验为前、中、后期对实验组与对照组的学生进行问卷调查,并拟请体育理论、健康、健身专家对问卷进行可行性分析。问卷信度检验采取了"分半信度"法进行检验,用"斯皮尔曼-布朗"(Speaman-Brown)公式校正。通过问卷调查、观察记录和测评(包括期初、期末的体质测试)对比等方法,获取研究所需数据。主要有以下五个方面的问卷。

(1)超重与肥胖大学生在总体学生中分布状况与基本特征的调查与研究：通过《学生膳食与生活习惯调查》的问卷调查，对浙江树人大学 2010—2014 年全校大学生体质测试中身高体重项目呈超重与肥胖的学生基本生活习惯进行调查与统计，分析超重与肥胖大学生的自然条件、生活环境、个人生活习惯、学习压力的关系，建立相关数据库。

(2)超重与肥胖大学生对健康减肥需求现状调查：通过自编问卷调查浙江省大学健康减肥需求与健康减肥知识的需求现状，实施《超重与肥胖大学生的身体成分特征及干预措施的实验研究》的实验性研究：发放与回收问卷两次，走访专家，调研浙江各高校。

(3)超重与肥胖大学生健康锻炼相关行为的调查：通过问卷调查大学生饮食与睡眠、健康锻炼、人际交往行为等健康相关行为。

(4)超重与肥胖大学生身体成分特征、身体素质、机能指标、生理指标的检测：期初与期末分别对超重与肥胖大学生身体成分、身体素质、机能指标、生理指标等进行检测，并建立心理测试指标数据库。

(5)超重与肥胖大学生心理健康状况调查与研究：通过调查采用 SCL-90 症状自评量表对来自全省 11 个地区的浙江树人大学新生进行心理健康调查、身体成分测试，同时发放问卷，期初与期末分别发放与回收问卷两次，并建立心理测试指标数据库。

(四)数理统计与比较分析法

对访谈和问卷调查结果数据采用 SPSS 14.0 软件进行统计分析，用平均值和标准差 $\bar{x} \pm s$ 表示不同指标间进行相关分析，所有数据经正态性检验后，干预前后的差异用配对样本 t 检验。

(五)本研究主要内容实施方案

本研究主要内容的实施方案如表 5-1-1 所示。

(1)依据相关文献资料选题，确定研究基本思路和方法；

(2)文献检索、查阅收集资料、设计专家访谈及问卷调查表格；

(3)超重与肥胖大学生基本特征与体质特征的调查研究；

(4)超重与肥胖大学生各指标的测试；

（5）超重与肥胖大学生基本特征与体质特征的调查结果分析；

（6）超重与肥胖大学生各指标的测试的结果分析。

第二节　运动减肥干预模式的评价方法

一、评价原则

（一）重过程轻结果

从调查可知，分别有 86.5% 和 72.4% 的人想过或曾经减过肥和发展肌肉，但是仅有 14.6% 和 8.9% 的学生能够长期坚持。因此，希望通过塑形特色班和塑形俱乐部的平台，使他们养成锻炼的习惯和获取减肥的方法。然而，由于减肥并不是一蹴而就的，过多地关注最终的结果势必会影响学生的信心，因此，在试点班的改革中要多强调"动"的过程而淡化期末成绩。

（二）重发展性评价

在对学生锻炼效果进行评价时，遇到的首要问题是肥胖和瘦弱程度高的学生比肥胖和瘦弱程度低的学生有更大的提高余地。为了评价测试成绩进步幅度，1972 年美国学者 Hale 提出了一种指数数学模型，将其成绩转换成相应的评价分数，使初始高水平学生成绩的小幅提高，与初始低水平学生成绩的大幅提高可以进行比较。此方法被称为"发展性评价法"。

二、评价指标

对于肥胖学生采用的指标有以下 4 类。①形态指标：体重、BMI、腰围、臀围、体脂成分；②机能指标：肺活量、心率、血压；③身体素质指标：中长跑（1000米跑、800 米跑）、50 米、仰卧起坐、引体向上、跳绳、握力、坐位体前屈；④《国家学生体质健康标准》测试。其中，BMI、腰围、臀围、体脂成分、心率、血压为观测指标，不计入成绩。

三、评价方法

(一)体育俱乐部干预模式的评价方法

浙江树人大学体育俱乐部属于体育课外的组织形式,因此无法获得学校学分认可而产生的强制效力,如果不进行考核评价,势必会影响参加者的积极性和锻炼效果。综合权衡后,本研究组创造性地将课外体育俱乐部与体育课堂教学一体化,即在体育课堂评价总分中划出一定的分值给课外体育俱乐部(第一学期为 10 分,第二学期为 20 分),评分的方法是根据学生参加俱乐部的考勤次数,赋予一定的分值,具体如表 5-2-1 至表 5-2-3 所示。

表 5-2-1　2010—2011 年第一学期俱乐部活动分值

次数	0 次	1 次	2 次	3 次	4 次	5 次	6 次及以上
分值	0 分	1 分	2 分	4 分	6 分	8 分	10 分

表 5-2-2　2010—2011 年第二学期俱乐部活动分值

次数	3 次及以下	4 次	5 次	6 次	7 次	8 次	9 次	10 次	11 次	12 次	13 次
分值	0	4 分	6 分	8 分	10 分	12 分	13 分	15 分	17 分	19 分	20 分

表 5-2-3　2014—2015 年第一学期俱乐部活动分值

次数	1 次	2 次	3 次	5 次	6 次	7 次	8 次及以上
分值	1 分	2 分	4 分	5 分	6 分	8 分	10 分

(二)减肥塑身班的评价方法

1.考试内容和比例

体重控制幅度,占 10%;体质测试成绩,占 10%;身体成分成绩,占 20%;发展性评价,占 20%;课内平时成绩(结合俱乐部与课余),占 40%。

2.考试方法和标准

(1)体重控制幅度,占 10%;体质测试成绩,占 10%;身体成分成绩,占 20%。

方法:根据体质测试与身体成分的测试成绩统计幅度,然后给予评分。体质测试每人测 2 次,身体成分每人测 3～4 次。

(2)平时成绩,占 40%。其中,课内平时成绩,即学生在课中的学习情况与出勤情况,占 20%;课外饮食情况,占 10%;俱乐部参与情况,占 10%。

(3)发展性评价,占 20%。

步骤:学期的前两周对每个学生的形态指标、机能指标和身体素质指标进行测定,建立每个学生的成绩记录卡以及各个指标的预定目标;每个月第一周对学生的各项指标进行测试,并记录。制定各项指标的百分制评分标准。

权重:肥胖学生的形态指标(体重)权重为 0.5,《国家学生体质健康标准》(肺活量、50 米、握力、长跑、身高与体重)测试成绩权重为 0.3,身体素质指标(12 分钟跑、仰卧起坐、俯卧撑、跳绳)权重为 0.2,其中身体素质指标内各单项指标权重为 0.25。瘦弱学生的形态指标(体脂成分)权重为 0.5,《国家学生体质健康标准》(1000 米、肺活量、50 米、握力、身高与体重)测试成绩权重为 0.3,身体素质指标(仰卧起坐、俯卧撑、引体向上、屈臂悬垂、背力)权重为 0.2,其中身体素质指标内各单项指标权重为 0.2。

四、测试方法

(一)身高

1.测试意义

身高是反映人体骨骼生长发育和人体纵向高度的主要形态指标,通过与体重指标的比例关系,可以反映人体匀称度和体型特点,此外在计算身体指数,评价体格特征和相对运动能力方面也有较为重要的应用价值和实际意义。

2.测试仪器

电子或机械标准身高计。使用前应用标准钢尺较正,1 米的误差不得大于 0.1 厘米。

3.测试方法

被测试者赤足,立正姿势站在身高计的底板上(上肢自然下垂,足跟并拢,足尖分开约成60度角)。足跟、骶骨部及两肩胛区与立柱相接触,躯干自然挺直,头部正直,耳屏上缘与眼眶下缘呈水平位,水平压板轻轻沿立柱下滑,轻压于受试者头顶,成绩以厘米为单位,精确到小数点后一位。测试误差不得超过0.5厘米。

4.注意事项

(1)身高计应选择平坦靠墙的地方放置,立柱的刻度尺应面向光源。

(2)严格掌握"三点靠立柱""两点呈水平"的测量姿势要求。

(3)水平压板与头部接触时,头顶的发结要放开,饰物要取下。

(4)测量身高前,受试者不应进行体育活动和体力劳动。

(5)定期校对仪器。

(二)体重

1.测试意义

体重是反映人体横向生长及围、宽、厚度及重量的整体指标。它不仅能反映人体骨骼、肌肉、皮下脂肪及内脏器官的发育状况和人体充实度,而且可以间接地反映人体营养状况。体重过重,可出现不同程度的肥胖,而过度肥胖,又是引发许多心血管疾病的重要原因。体重过轻,则可作为营养不良或患有某种疾病的重要特征。适宜的体重对于青少年的健康和体质有重要的意义。

2.测试仪器

电子人体秤。使用前应检查其准确度和灵敏度。准确度要求每千克误差小于0.1千克。检查方法可采用标准砝码进行称重量。

3.测试方法

电子体重计应放在平坦地面上,指针回零。测量时,男性受试者应身着短裤,女性受试者应身着短衣短裤,站立于秤中央。测量人员根据电子秤显示重量数据进行记录。以千克为单位,精确到小数点后一位。

4.注意事项

(1)测量体重前,受试者不得进行剧烈体育活动和体力劳动。

（2）受试者站在秤台中央，上下秤动作要轻。

（3）定期校对仪器。

（三）胸围

1.测试意义

胸围是反映胸廓的大小及胸部、背部肌肉的发育情况，是人体宽度和厚度最有代表性的测量指标，也是反映人体生长发育水平的一个重要指标。

2.测试仪器

软皮尺。

3.测试方法

受试者应脱去外衣（女生可穿背心），自然站立，两肩放松、上肢下垂，不应故意挺胸、驼背或深呼吸。测量时，应将软尺水平围胸廓一周，并将尺下缘置于肩胛下角的下缘、尺下缘置于乳头上缘，并在呼气和吸气之间隔时读数。以厘米为单位，精确到小数点后一位，误差应小于 1 厘米。

4.注意事项

（1）测试人员进行测试时，注意受试者的姿势是否正确，有无低头、耸肩、挺胸、驼背等，及时予以纠正。

（2）测试人员应严格掌握软皮尺的松紧度，并做到测试全过程的一致性，以求减少误差。

（3）肩胛下角如触摸不到，可令受试者挺胸，触摸清楚后受试者应恢复正确检验姿势。

（4）两侧肩胛下角高低不一时，以低侧为准，若两肩胛下角高低相差过大时应剔除。

（四）肩宽

1.测试意义

肩宽是指左右两肩峰点之间的直线距离，是反映人体体型特点和横向发育水平的重要指标。

2.测试仪器

弯脚规或直脚规,仪器使用前校正至 0 点,即当两弯脚规触角相接时刻度尺读数为 0。误差不得大于 0.1 厘米。

3.测试方法

测量时位于受试者后侧。将弯脚规或直脚规的两脚圆端轻轻靠在相应测量点,测量两点之间的直线距离。测量误差均不超过 0.2 厘米。

4.注意事项

(1)受试者自然站立,两肩放松、上肢下垂,不应故意挺胸、驼背等。

(2)测试者应站在受试者的后侧。

(五)腰围

1.测试意义

腰围在一定程度上反映腹部皮下脂肪厚度和营养状态,是间接反映人体脂肪状态的简易指标。同时,腰围的大小,不仅可以反映出成年人的体型特点,而且,保持腰围的适当比例关系,对成年人的体质、健康及寿命有着重要意义。

2.测试仪器

尼龙带尺。测量前应对带尺进行校正,可用钢尺与之比较,每米误差不超过 0.2 厘米。

3.测试方法

受试者两腿靠近并自然站立,两肩放松,双手交叉抱于胸前。测试人员面对受试者将带尺经脐上 0.5～1 厘米处(肥胖者可选在腰部最粗处)水平绕一周,测量其围度。以厘米为单位,精确到小数点后一位。

4.注意事项

(1)测试时,带尺的松紧度应适宜,不要过紧或过松。

(2)测试时,男子只能穿短裤,女子穿短裤、背心或短袖衫。

（六）臀围

1.测试意义

臀围的大小,不仅可以反映出人的体型特点,同时,保持臀围和腰围的适当比例关系,对成年人体质、健康及其寿命有着重要意义。

2.测试仪器

尼龙带尺。测量前应对带尺进行校正,可用钢尺与之比较,每米误差不超过 0.2 厘米。

3.测量方法

受试者两腿靠近并自然站立,两肩放松,双手交叉抱于胸前。测量人员面对受试者,经臀大肌最粗处将带尺沿水平位经背部绕至前方读数。以厘米为单位,精确到小数点后一位。

4.注意事项

测试时,受试者不能挺腹,应在腹部平静状态下测试。记录员应在受试者背面观察带尺位置是否正确。

（七）皮褶厚度

1.测试意义

皮褶厚度的测量,是了解人体体成分(即体脂肪量、体脂百分比和瘦体重等)的一种简易方法。人体过胖或过瘦,会给人的健康带来很大影响。现代社会的许多文明病,如高血压、心血管疾病、肥胖症和营养不良症等,都与人体内脂肪的含量和分布状态有密切关系。

测试部位:上臂部、肩胛下角和腹部。

2.测试仪器

皮褶厚度计。

3.测试方法

受试者自然站立,暴露测试部位。测试人员选准测量点,用左手拇指、食指和中指将被测部位皮肤和皮下组织捏提起来,右手持皮脂厚度计将卡钳张开,卡在捏起的部位下方约 1 厘米处,待指针停稳,立即读数并记录。测量三次取中间值或取其中两次相同的值。测量误差不得超过 5%。以毫米为单位,取小数点后一位记录。

上臂部皮褶厚度:测试右上臂后面肩峰与鹰嘴连线中点外,与上肢长轴平行的皮褶,纵向测试。

肩胛下角皮褶厚度:测试右肩胛下角下方约 1 厘米处;皮脂走向与脊柱成 45 度角,方向斜下。

腹部皮褶厚度:脐水平线与右锁骨中线相交处(约在脐旁右侧 2 厘米处),纵向测试。

4.注意事项

(1)受试者自然站立,肌肉放松,体重应平均落在两脚上。

(2)测试时要把皮肤与皮下组织一起捏提起来,但不能把肌肉捏起来。

(3)测试过程中皮褶厚度计的长轴应与皮褶的长轴一致,以免组织张力增加而影响测试的精度。

(4)测试前应校准皮褶厚度计。测试过程中,卡钳的刻度盘和钳口压力应经常校正。

(八)台阶试验

1.测试意义

测试学生的心血管机能。

2.场地器材

台阶或凳子、节拍器(或录音机)、台阶试验仪。

3.测试方法

初中以上男子用高 40 厘米台阶(或凳子);女生及小学四年级以上男、女生用高 35 厘米的台阶(或凳子);小学一、二年级男、女生用 25 厘米台阶(或凳子),踏抬腿上、下运动。测验前测定安静时的脉搏,然后受试者做轻度的准备活动,主要是活动下肢关节。上、下台阶(或凳子)的频率是 30 次/分。因而节拍器的节律为 120 次/分(每上、下一次是四动)。受试者按节拍器的节律完成试验。受试者从预备姿势开始：①受试者一只脚踏在台上；②踏抬腿伸直成台上站立；③先踏抬的脚先下地；④还原成预备姿势。用 2 秒上、下一次的速度（按节拍器的节律来做）连续做 3 分钟。做完后，立刻坐在椅子上测量运动后的 1 分至 1 分半钟、2 分至 2 分半钟、3 分至 3 分半钟的 3 次脉搏数。并用下列公式求得评定指数（从小数 2 位四舍五入）。

$$评定指数 = \frac{踏台上、下运动的持续时间(s) \times 100}{2 \times (3 次测定脉搏的和)}$$

4.注意事项

(1)心脏有病者不能测试。

(2)按 2 秒上、下一次的节律进行。

(3)受试者不能自己测量脉搏。

(九)肺活量(肺活量/体重指数)

1.测试意义

测试学生的肺通气功能。它是指人体尽全力深吸气后,再尽全力呼出的气体总量,即一次深呼吸的气量,是呼吸动态过程中的一部分。

受试者肺活量实测数值除以当天测得的体重值(单位:千克),其商为肺活量指数。

2.场地器材

电子肺活量计。测试体重所需仪器参考有关章节。

3.测试方法

房间通风良好,干燥的一次性口嘴(非一次性口嘴,则每换测试对象需消毒一次。每测一人时,将口嘴向下倒出唾液并注意消毒后必须使其干燥)。肺活量计主机放置在平稳的桌面上,检查电源线及接口是否牢固,按工作键液晶屏显示为 0,即表示机器进入工作状态,预热 5 分钟后测试为好。

告知受试者不必紧张,并且要尽全力;以中等速度和力度吹气效果最好。令受试者面对仪器站立,手持吹气口嘴;面对肺活量计站立试吹 1~2 次,看仪表有无反应,还要试口嘴或鼻处是否漏气,调整口嘴和鼻夹(或自己捏鼻孔);学会深吸气(避免耸肩提气,应该像闻花式的慢吸气);学会吸气后屏住气,再对准口嘴吹气,防止此时从口嘴处吸气;测试中不得二次吸气。吹气,向口嘴处慢慢呼出至不能再呼为止;吹气完毕后,液晶屏上最终显示的数字即为肺活量毫升值。每位受试者测三次,每次间隔15秒,记录三次数值,选取最大值作为测试结果。以毫升为单位,精确到个位数。

4.注意事项

(1)电子肺活量计的计量关键部位在口嘴前方的气筒内,被测者吹出的气体直通大气,未进入显示数字的仪器部分。计量部位的通畅和干燥是仪器准确的关键,吹气筒的导管必须在上方,以免口水或杂物堵住气道。

(2)每测试10人及测试完毕后用于棉球及时清理和擦干气筒内部。严禁用水、酒精等任何液体冲洗气筒内部。

(3)导气管存放时不能弯折。

(4)定期校对仪器。

(十)50米跑

1.测试意义

测试学生速度、灵敏、协调素质及神经系统灵活性的发展水平。

2.场地器材

50米直线跑道若干条,地面平坦,地质不限,跑道线要清楚。发令旗一面,口哨一个,秒表若干块。秒表使用前应用标准秒表校正,每分钟误差不得超过0.2秒。标准秒表选定,以标准时间为准,每小时误差不超过±0.3秒。

3.测试方法

受试者至少两人一组测试。站立起跑,受试者听到"跑"的口令后开始起跑。发令员在发出口令同时要摆动发令旗。计时员视旗动开表计时,当受试者挺胸部到达终点线的垂直面时停表。记录以秒为单位,精确到小数点后一位。小数点后第二位数按非零进1原则进位,如10.11秒读成10.2秒记录之。

4.注意事项

(1)受试者测试最好穿运动鞋或平底布鞋,赤足亦可。但不得穿钉鞋、皮鞋、塑料凉鞋。

(2)发现有抢跑者,要当即召回重跑。

(3)遇风时一律顺风跑。

（十一）立定跳远

1.测试意义

测试学生下肢肌肉力量及身体协调能力的发展水平。

2.场地器材

在沙坑(沙面与地面平齐)或土质松软的平地上进行。起跳线至沙坑近端不得少于 30 厘米。起跳地面要平坦;不得有坑凹。

3.测试方法

受试者两脚自然分开站立,站在起跳线后,脚尖不得踩线(最好用线绳做起跳线)。两脚原地同时起跳,不得有垫步或连跳动作。丈量起跳线后缘至最近看地点后缘的垂直距离。每人试跳三次,记录其中成绩最好的一次。以厘米为单位,不计小数。

4.注意事项

(1)发现犯规时,此次成绩无效。三次试跳均无成绩者,再跳至取得成绩为止。

(2)可以赤足,但不得穿钉鞋、皮鞋、塑料凉鞋测试。

（十二）坐位体前屈

1.测试意义

测试学生身体柔韧素质的发展水平。

2.测试仪器

使用坐位体前屈测量计测量。将仪器放置在平坦地面上,测试前,用尺进行校正,即将直尺放在平台上,使游标的上平面与平台呈水平,将游标的刻度调到 0 位。

3.测试方法

受试者坐在连接于箱体的软垫上,两腿伸直,不可弯曲,脚跟并拢,脚尖分开 10～15 厘米,踩在测量计垂直平板上,两手并拢;两臂和手伸直,渐渐使上体前屈,用两手中指尖轻轻推动标尺上的游标前滑(不得有突然前伸动作),直到不能继续前伸时为止。记录以厘米为单位,取小数点后一位。如为正值则在数值前加"＋"符号,负值则加"－"符号。

4.注意事项

(1)测试前,受试者应在平地上做好准备活动,以防拉伤。

(2)测试时,如发现两腿弯曲或两上臂突然前伸时应重做。

(3)测量计应靠墙放置。

(十三)握力(握力/体重)

1.测试意义

测试学生上肢肌肉力量的发展水平。

2.测试仪器

验握力器。

3.测试方法

受试者两脚自然分开成直立姿势,两臂下垂。一手持握力计全力紧握(此时握力计不能接触衣服和身体),计下握力计指针的刻度。如刻度不足 1 千克,则四舍五入。用有力(利)手握两次,取最好成绩与自身体重相比为握力指数(握力/体重)。

4.注意事项

保持手臂自然下垂姿势,手心向内。

(十四)800 米或 1000 米跑

1.测试意义

测试学生耐力素质的发展水平,特别是心血管呼吸系统的机能及肌肉耐力。

2.场地器材

400 米、300 米、200 米田径场跑道,地质不限;也可使用其他不规则场地,但必须丈量准确,地面平坦。秒表若干块,使用前需要校正,要求同 50 米跑测试。

3.测试方法

受试者至少两人一组进行测试,站立式起跑。当听到"跑"的口令后,开始起跑。计时员看到旗动开表计时,当受试者的躯干部到达终点线垂直面时停表。以分、秒为单位记录测试成绩,不计小数。

4.注意事项

注意事项和成绩记录方法同 50 米跑。

(十五)引体向上

1.测试意义

测试学生的上肢肌肉力量的发展水平。

2.场地器材

高单杠或高横杠,杠粗以手能握住为准。

3.测试方法

受试者跳起双手正握杠,两手与肩同宽成直臂悬垂。静止后,两臂同时用力引体(身体不能有附加动作),上拉到下颌超过横杠上缘为完成一次。记录引体次数。

4.注意事项

(1)受试者应双手正握单杠,待身体静止后开始测试。

(2)引体向上时,身体不得做大的摆动,也不得借助其他附加动作撑起。

(3)两次引体向上的间隔时间超过 10 秒,则停止测试。

(十六)仰卧起坐

1.测试意义

测试学生的腹肌耐力。

2.场地器材

垫子若干块(或代用品),铺放平坦。

3.测试方法

受试者仰卧于垫上,两腿稍分开,屈膝呈90度角左右,两手指交叉贴于脑后。另一同伴压住其踝关节,以固定下肢。受试者坐起时两肘触及或超过双膝为完成一次。仰卧时两肩胛必须触垫。测试人员发出"开始"口令的同时开表计时,记录1分钟内完成的次数。1分钟到时,受试者虽已坐起但肘关节未达到双膝者不计该次数,精确到个位。

4.注意事项

(1)发现受试者借用肘部撑垫或臀部起落的力量起坐时,该次不计数。

(2)测试过程中,观测人员应向受试者报数。

(3)受试者双脚必须放于垫上。

(十七)血压

1.测试意义

血压是血液在血管内流动时,作用于血管壁的压力,它是推动血液在血管内流动的动力。心室收缩,血液从心室流入动脉,此时血液对动脉的压力最高,称为收缩压;心室舒张,动脉血管弹性回缩,血液仍慢慢继续向前流动,但血压下降,此时的压力称为舒张压。正常的血压是血液循环流动的前提,血压在多种因素调节下保持正常,从而提供各组织器官以足够的血量,以维持正常的新陈代谢。血压过低或过高(低血压、高血压)都会造成严重后果,血压消失是死亡的前兆,这些都说明血压有极其重要的生物学意义。

2.测试仪器

电动血压计。

3.测试方法

(1)测量血压前,手臂上臂最好裸露出来,也不能把长袖袖子卷起来以免压迫上臂血管,而造成血压值不准确。

(2)取坐位,手掌向上平伸,肘部位于心脏水平,上肢胳膊与身躯呈45度角,手放轻松勿握拳。

(3)将袖带平整地缠绕于上臂中部(不能缠在肘关节部)。袖带的下缘距肘窝1～2厘米。袖带卷扎的松紧以能够刚好插入一指为宜。缠得过紧,测得的血压值偏低;而过松,则血压值偏高。袖带的胶管应放在肱动脉搏动点。

(4)测量血压时不要说话,也不要屏住呼吸,要自然呼吸。

(5)测血压需一次完成,若未完成则应松开袖带,休息2～3分钟再重新测量。

(6)测血压过程中如发现血压有异常,应等待一会儿再重测。两次测量的时间间隔不得少于3分钟,且测量的部位、体位要一致。

(7)开始测量血压时可双臂血压皆测量,如果双臂血压不同,通常左臂的血压值会略高于右臂,记录时应以高的测量数据为准。

(8)高血压患者需定时监测血压,最好每次都能定时间、定部位、定体位进行测量,把所测量的血压值记录下来,以便对照,进行自我健康保健。

4.注意事项

测量血压之前5～10分钟开始,就应该保持心情平静,使自己安静下来。精神紧张、情绪波动大、剧烈运动和活动之后测量的血压值都是不准确的。

第三节 运动减肥干预模式对超重/肥胖大学生的影响

一、运动减肥干预模式对超重/肥胖大学生各方面的影响

(一)运动减肥干预模式对超重/肥胖大学生锻炼行为的影响

本研究在实施运动减肥干预模式后,对超重/肥胖大学生锻炼行为进行体育锻炼目的认知、提高健康的主要途径的认知问卷调研,其结果如表5-3-1～表5-3-2所示。

表5-3-1 超重/肥胖大学生体育锻炼目的认知百分比统计

体育锻炼的目的	减肥健美	增强体质	消遣、娱乐	治疗疾病	社交	参加比赛
百分比/%	45.72	24.89	12.30	7.58	6.50	3.01
排序	1	2	3	4	5	6

表 5-3-2　超重/肥胖大学生提高健康的主要途径的认知百分比统计

提高健康的途径	健康的生活习惯	良好的体育锻炼习惯	充足的睡眠	合理的饮食	预防与减少疾病	提高对环境的适应能力
百分比/%	88.19	81.07	77.23	60.45	55.16	38.45
排序	1	2	3	4	5	6

依据表 5-3-1、表 5-3-2 可知，对参加运动减肥干预后的超重/肥胖大学生进行问卷调查后，其结果显示以减肥健美、增强体质为锻炼目的学生超过 2/3，这表明学校中超重/肥胖大学生对于锻炼的目的认识较一致，同时也显示出了超重/肥胖大学生参加体育锻炼与学校的体育教育的初衷有所偏离，所以对这部分学生进行积极健康的健身引导非常重要。年龄、学习环境及生活环境对超重/肥胖大学生的健康观念有着重要的影响作用，这部分学生更加清楚地认识到健康的生活习惯、良好的体育锻炼习惯、充足的睡眠、合理的饮食、预防与减少疾病、提高对环境的适应能力对于健康的重要性。

（二）运动减肥干预模式对超重/肥胖大学生膳食结构的影响

运动减肥干预模式给超重/肥胖大学生的膳食结构带来的变化，如表 5-3-3～表 5-3-4 所示。

表 5-3-3　超重/肥胖女大学生的膳食变化

样本（$n=261$）	总能量摄入/kJ	日消耗量/kJ	摄入的脂肪占三大营养素的百分比/%
干预前	8952±334	8121±331	32.3±1.12
干预后	8625±225	8562±364	27.1±0.68
P 值	<0.01	<0.05	<0.01

依据表 5-3-3 可知，干预后，超重/肥胖女生每日总能量摄入显著减少（$P<0.05$），日消耗量则非常显著地增加（$P<0.01$），摄入的食物中脂肪所占的比例非常显著减少（$P<0.01$）。

表 5-3-4　超重/肥胖男大学生的膳食变化

样本 ($n = 323$)	总能量摄入 /kJ	日消耗量 /kJ	摄入的脂肪占三大营养素 的百分比/%
干预前	9987±409	9116±333	34.1±1.13
干预后	8654±227	8563±365	31.2±0.67
P 值	<0.01	<0.05	<0.01

依据表 5-3-4 知,干预后,超重/肥胖男生每日总能量摄入显著减少($P<$0.05),日消耗量则非常显著地增加($P<0.01$),摄入的食物中脂肪所占的比例非常显著减少($P<0.01$)。

(三)运动减肥干预模式对超重/肥胖大学生身体成分的影响

运动减肥干预模式给超重/肥胖大学生身体成分带来的变化,如表 5-3-5～表 5-3-6 所示。

表 5-3-5　超重/肥胖女大学生的身体成分变化

样本 ($n = 261$)	体重 /kg	BMI	WHR	Oeder 指数	脂肪率 /%	腹部皮脂厚度 /cm
干预前	69.36±3.35	26.09±1.94	0.83±0.04	49.52±4.03	38.22±2.54	39.51±5.28
干预后	67.72±3.31	24.18±1.63	0.79±0.02	47.91±4.01	36.68±3.21	36.86±6.34
P 值	<0.01	<0.05	<0.05	<0.05	<0.05	<0.05

表 5-3-6　超重/肥胖男大学生的身体成分变化

样本 ($n = 323$)	体重 /kg	BMI	WHR	Oeder 指数	脂肪率 /%	腹部皮脂厚度 /cm
干预前	75.15±4.23	27.09±1.94	0.84±0.04	49.89±4.04	39.23±2.54	38.50±5.29
干预后	71.72±3.31	25.32±1.65	0.79±0.03	48.23±4.13	37.74±3.22	37.98±6.36
P 值	<0.01	<0.05	<0.05	<0.05	<0.05	<0.05

依据表 5-3-5、表 5-3-6 知,干预后,超重/肥胖女大学生和男大学生的体重呈现非常显著性降低趋势($P<0.01$),且 BMI、WHR、Oeder 指数、脂肪率、腹部皮脂厚度均产生显著性下降趋势($P<0.05$)。

（四）运动减肥干预模式对超重/肥胖大学生机能的影响

运动减肥干预模式给超重/肥胖大学生机能带来的变化，如表 5-3-7～表 5-3-8 所示。

表 5-3-7　超重/肥胖女大学生的机能变化

样本 （n＝261）	哈佛指数	舒张压 /mmHg	收缩压 /mmHg	安静心率 /（次/分）	肺活量 /mL	肺活量指数
干预前	46.16±1.20	85.7±3.8	130.5±5.6	84.6±5.8	3157.3±259.3	53.15±6.0
干预后	55.28±2.30	83.9±4.3	128.0±5.6	79.3±4.3	3395.8±183.9	56.2±5.1
P 值	<0.01	<0.05	<0.05	<0.01	<0.05	<0.01

依据表 5-3-7 可知，干预后，超重/肥胖女大学生的哈佛指数、肺活量指数呈现非常显著性上升趋势（$P<0.01$），安静心率非常显著性下降（$P<0.01$），舒张压、收缩压显著性下降（$P<0.05$），肺活量显著性上升（$P<0.05$）。

表 5-3-8　超重/肥胖男大学生的机能变化

样本 （n＝323）	哈佛指数	舒张压 /mmHg	收缩压 /mmHg	安静心率 /（次/分）	肺活量 /mL	肺活量指数
干预前	49.24±1.25	87.5±3.7	130.8±5.6	83.7±5.8	3334.3±261.3	54.5±6.2
干预后	57.42±2.35	84.1±4.2	127.9±5.5	80.4±4.2	3595.8±184.2	57.38±5.2
P 值	<0.01	<0.05	<0.05	<0.01	<0.05	<0.01

依据表 5-3-8 可知，干预后，超重/肥胖男大学生的哈佛指数、肺活量指数呈现非常显著性升高趋势（$P<0.01$），安静心率则呈非常显著性下降（$P<0.01$），血压（包括舒张压、收缩压）显著性下降（$P<0.05$），肺活量显著性上升（$P<0.05$）。

（五）运动减肥干预模式对超重/肥胖大学生身体素质的影响

运动减肥干预模式对超重/肥胖大学生身体素质带来的变化，如表 5-3-9～表 5-3-10 所示。

表 5-3-9　超重/肥胖女大学生的身体素质变化

样本 ($n=261$)	立定跳远/cm	仰卧起坐 /(个/分)	握力/kg	坐位体前屈/cm
干预前	169.5±1.38	36.38±6.57	25.31±4.98	17.18±2.72
干预后	170.02±1.09	40.12±6.38	26.11±4.22	18.98±2.17
P 值	＞0.05	＜0.05	＞0.05	＜0.05

依据表 5-3-9 可知,干预后,超重/肥胖女大学生的立定跳远、握力变化不明显($P＞0.05$),仰卧起坐与坐位体前屈呈现显著性升高趋势($P＜0.05$)。

表 5-3-10　超重/肥胖男大学生的身体素质变化

样本 ($n=232$)	立定跳远/cm	引体向上 /(个/分)	握力/kg	坐位体前屈/cm
干预前	221.87±1.32	3.05±1.57	45.51±4.99	11.18±2.62
干预后	225.31±1.21	4.17±1.58	47.68±4.87	13.22±2.28
P 值	＞0.05	＜0.05	＞0.05	＜0.05

依据表 5-3-10 可知,干预后,超重/肥胖男大学生的立定跳远、握力变化不明显($P＞0.05$),引体向上与坐位体前屈呈现显著性升高趋势($P＜0.05$)。

二、运动减肥干预模式对超重/肥胖大学生影响分析

（一）运动减肥干预模式对超重/肥胖大学生身体成分的影响

身体成分是指组成人体各组织器官的总成分。经过一学年的运动、营养、行为干预后,超重/肥胖大学生的身体形态发生了良好的改变。从学生的身体成分发生良好的改变来看,可以提高超重/肥胖大学生对自己体形的满意度,从而增强自己的信心。

研究显示,超重大学生腹部皮脂厚度大于肥胖标准值 25,肥胖大学生也超过腹部肥胖的标准,即超重/肥胖大学生都存在腹部肥胖现象。这就说明用 BMI 判定肥胖比较单一,且容易忽略局部肥胖。目前很多研究都证实,局部肥胖和许多疾病的形成有很大的关系。本研究认为 BMI 只能是用于超重/肥胖的初步判定,在实际测量过程中还需要结合体脂百分率、Oeder 指数、WHR、腹

部皮脂厚度等指标来综合诊断。

干预前,女生超重/肥胖组的脂肪百分率为 38.22 ± 2.54,男生超重/肥胖组的脂肪百分率为 39.23 ± 2.54,均超过了 25%,即都达到了肥胖的标准;女生超重/肥胖组的 Oeder 指数平均值为 49.52 ± 4.03,男生超重/肥胖组的 Oeder 指数平均值为 49.89 ± 4.04,说明本实验中的大学生都存在整体肥胖和局部肥胖。干预后,超重/肥胖女生的体重由 (69.36 ± 3.35) 千克,非常显著地下降到 (67.72 ± 3.31) 千克 $(P<0.01)$,BMI 由 26.09 ± 1.94 显著地下降到 $24.18\pm1.63(P<0.05)$;超重/肥胖男生的体重由 (75.15 ± 4.23) 千克下降至 (71.72 ± 3.31) 千克 $(P<0.01)$,BMI 由 27.09 ± 1.94 下降到 $25.32\pm1.65(P<0.05)$;超重/肥胖学生的 WHR、脂肪率、腹部皮脂厚度皮呈显著减少趋势 $(P<0.05)$,肥胖组的 Oeder 指数呈显著性降低 $(P<0.05)$,说明整体的脂肪减少了,腰腹部的脂肪含量也下降了。这说明系统的运动和均衡的膳食能促进超重/肥胖大学生体脂的分解代谢,对改善其形体有良好的作用。分析其原因主要是运动减肥干预、饮食控制以及学生的锻炼行为对其产生了重要的作用。

(二)运动作用的可能性机制分析

1.运动增加能量消耗

本研究发现,通过运动与饮食干预后,超重/肥胖女大学生的日能量消耗由 (8121 ± 331) 千焦,非常显著上升到 (8562 ± 364) 千焦,超重/肥胖男大学生的日能量消耗由 (8563 ± 365) 千焦显著上升到 (9116 ± 333) 千焦。一般情况下,即使轻微的体力活动也能使机体多消耗 $(1096\sim2096)$ 千焦的能量,而肌肉运动时则需要更大的能量。有研究表明,肥胖者快速行走的能量消耗可达到 300 千卡/时,如果每天行走 3 小时,则一周内的能量消耗可达 6300 千卡。本研究设计了有氧运动与局部减肥的腰腹运动,并在平时对学生进行行为监督时,要求学生站立时挺胸收腹,人体要维持这种肌肉的紧张姿势,这些都需要消耗额外的能量,从而促进脂肪燃烧。

2.运动影响基础代谢

人每天维持心跳、呼吸等基本生理功能都需要消耗能量。新陈代谢、消化储存食物、各种身体活动的能量消耗量是每日能量消耗的最大组成部分,维持一个人清醒状态的最低能量即基础代谢率（basal metabolic rate，BMR），静息代谢率（resting metabolic rate，RMR）是维持人体在安静休息状态下心跳、呼吸等基本生理功能所需要消耗的能量。本研究在同等食物和运动量的条件下，考察其饥饿程度，发现超重/肥胖大学生都产生了较强烈的饥饿感。这就说明大学生通过运动与营养干预后，其基础代谢率增加了，说明超重/肥胖状态下青少年存在代谢方面的缺陷。Maffeis 等和 Bandini 等的研究结论表明，非肥胖儿童休息时的能量消耗率、基础代谢的能量消耗比肥胖儿童高。这些研究结果都直接支持本研究结论。早在 1993 年，Margaria 等在进行哈佛疲劳实验时就已提到了运动能增加基础代谢率。在 Devries 的实验中，这一结论进一步得到证实，在对照实验中他发现，进行 4 小时的强体力活动与不进行活动相比，基础代谢率升高 7.5%～28%。

本研究中受试学生的学习环境大致相同。干预前，超重/肥胖组学生的能量摄入并不多，但呈现非常显著性的能量正平衡。追其产生肥胖的原因主要是由遗传因素和环境因素所致。因为遗传可以影响人体的基础代谢，食物的热效应和运动的热效应。长期的有氧健身锻炼能增加超重/肥胖型大学生的静息代谢率。研究证实，运动不仅能增加能量总消耗，还可增加安静代谢能量消耗，一次运动后的耗氧量可持续 48 小时；同时有氧健身操锻炼是在节奏明快的音乐伴奏下进行的，锻炼者可能心情激动，中枢神经系统和交感神经的兴奋性提高，促使肾上腺和去甲肾上腺等分泌功能加强，从而抑制了脂肪分解激素（胰岛素）的分泌，导致体内脂肪的分解代谢加强。此外，运动还可以增加休息时的代谢率。运动不仅可以增加能量消耗，还能提高人体的静息代谢率，而且运动后较高的静息代谢率状态可以持续十几个小时。研究发现，单纯通过节食减肥者由于减重，其静息代谢率降低，引起脂肪氧化能力下降，而节食配合低强度运动可以避免这一现象的发生。可见，合理的饮食配合规律的身体锻炼，既可以防止能源物质摄入过多，又可以加强体内新陈代谢，消耗多余脂肪，防止肌肉量减少，改善心血管系统以及呼吸、消化系统的功能，是科学、有效的防肥减肥措施，也是增进健康的重要方法。

3.运动改变脂肪代谢

运动能改变脂肪代谢酶的活性，促使脂肪分解，抑制脂肪合成。根据能量连续统一体理论,人体运动时,各种供能物质的利用比例主要取决于运动强度及运动持续时间。持续运动时间越长,依靠脂肪氧化供能占人体总能量代谢的百分率也越高。而本研究的主要运动是有氧运动,脂肪成为运动时的主要供能物质,体内脂肪不断通过水解和氧化以供给骼肌能量,导致体内脂肪组织减少。

运动可促进脂肪代谢与利用。肌肉运动时,其能源的选择与肌肉收缩持续的时间、强度和营养状况有关。在肌肉收缩初期(一般为5～10分钟),肌肉利用的主要能源是肌肉组织中的肝糖原,其次则用血液中的葡萄糖(占30%～40%);当持续较长运动时间后,利用的总能源明显上升,而其中游离脂肪酸占50%～70%之多。由于运动时肌肉对血液内游离脂肪酸和葡萄糖的摄取和利用增多,一方面使脂肪细胞释放出大量的游离脂肪酸,使脂肪细胞缩小,另一方面使多余的血糖被消耗而不转化为脂肪,其结果是体内脂肪减少、体重下降。对超重/肥胖大学生实施运动与营养干预的效果表明,运动会增进人的食欲。运动越多,运动强度越大,则人的食欲就会越强,如果不控制摄入的总热量,很可能会造成相反效果,且会损害健康。

4.营养对防肥减肥作用的可能性机制分析

(1)能量负平衡有利于防肥减肥

营养学研究表明,人的能量代谢主要为热量平衡,其计算公式为:

$$热量平衡＝食物获取的热量－进行基础能量代谢的热量－人体工作所消耗的热量－食物特殊动力作用的热量$$

能量摄入显著减少,而能量消耗显著增加,势必导致能量储存呈负平衡状态。而长期能量负平衡会导致活动时需要动用原来储存的脂肪,这就有利于体脂的消耗。脂肪组织中脂肪的储存是呈动力学变化的:当能量正平衡时,过量的脂肪酸转变为甘油三酯,使脂肪体积增大;当能量负平衡时,每一个脂肪细胞体积变小。

(2)均衡营养有利于防肥减肥

均衡营养对维持人体的健康有着非常重要的作用。调查和分析发现,超重/肥胖学生早餐时摄入的能量仅占全天总热量的25.14%,晚餐时摄入的能量占全天能量的40%,且其脂肪摄入几乎都超过了正常水平30%。能量平衡是营养学的核心问题,一般认为成人热量的摄入量为RDA(推荐的日摄食量)的

90％以上为正常,低于80％即为摄入不足。中国营养学会制定的《中国居民膳食指南》指出:三餐热能分配要合理,一般早、中、晚餐的热能分别占全天总热量的25％～30％、40％、30％～35％。有人形象地将此比喻为"早餐饮食像皇帝,中午像伯爵,晚餐像乞丐"。

晚上人体的其他活动相对较少,主要活动就是睡眠,人体睡眠时的代谢率相当于安静时的代谢率,而人的静息代谢率是一天当中能量消耗最低的。根据生理规律,夜晚时人体的迷走神经兴奋,胰岛素的分泌量要高于白天,而晚上的活动较少,从而易导致体脂的聚积。所以,适量地减少晚餐的摄入可以预防肥胖或达到减肥的效果。

干预后,超重/肥胖组学生摄入的脂肪在食物中所占比例呈非常显著降低($P<0.01$)。推测这是由于营养干预和行为矫正对他们摄食行为产生了良好效果。

有研究认为,总热量不变,运动量不变,若是膳食结构发生了变化,人的身体成分就会受到影响。所以,即使总热量的摄入相差不大,脂肪摄入过多是导致肥胖的重要因素。有学者认为,尽管摄入的总热量并未增加,但饮食结构如果发生改变,即脂肪摄入增加、碳水化合物摄入减少也会使体内脂肪增加而导致肥胖。同时,缺少某些营养素也易导致肥胖。例如,缺少某些微量元素或维生素,特别是脂溶性维生素A、维生素D、维生素E、维生素K的缺乏,就为脂肪分解设置了障碍。由于膳食结构不合理,导致与脂肪分解有关的若干营养素(主要是维生素B、维生素B_3等)缺乏,造成脂肪分解为热量而消化掉的生化过程受到限制,致使体内脂肪堆积而导致肥胖。这些研究都直接或间接支持本研究的结论。

(二)运动减肥干预模式对超重/肥胖大学生机能的影响分析

1.运动减肥干预对心血管的影响

心血管功能变化主要反映了血液运输系统向肌肉运送氧气和能量物质,维持机体运动的能力,可应用台阶试验来间接推测。其评定标准为:哈佛指数≤50为差;50<哈佛指数<80为中;哈佛指数≥80为良好。如表5-3-11～表5-3-12所示,超重/肥胖女大学生的哈佛指数由46.16±1.20上升至55.28±2.30

($P<0.01$），超重/肥胖男大学生的哈佛指数由 49.24 ± 1.25 上升到 $57.42\pm$ $2.35(P<0.01)$。可见，肥胖大学生的哈佛指数较低，位于差的范围之内。运动减肥干预后，超重/肥胖大学生的哈佛指数呈非常显著升高趋势（$P<0.01$），该结果说明运动减肥干预提高了超重/肥胖大学生的心血管系统功能。

表 5-3-11　超重/肥胖女大学生的机能变化

样本 ($n=261$)	哈佛指数	舒张压 /mmHg	收缩压 /mmHg	安静心率 /(次/分)	肺活量 /mL	肺活量 体重指数
干预前	46.16 ± 1.20	85.7 ± 3.8	130.5 ± 5.6	84.6 ± 5.8	3157.3 ± 259.3	53.15 ± 6.0
干预后	55.28 ± 2.30	83.9 ± 4.3	128.0 ± 5.6	79.3 ± 4.3	3395.8 ± 183.9	56.2 ± 5.1
P 值	<0.01	<0.05	<0.05	<0.01	<0.05	<0.01

表 5-3-12　超重/肥胖男大学生的机能变化

样本 ($n=323$)	哈佛指数	舒张压 /mmHg	收缩压 /mmHg	安静心率 /(次/分)	肺活量 /mL	肺活量 体重指数
干预前	49.24 ± 1.25	87.5 ± 3.7	130.8 ± 5.6	83.7 ± 5.8	3334.3 ± 261.3	54.5 ± 6.2
干预后	57.42 ± 2.35	84.1 ± 4.2	127.9 ± 5.5	80.4 ± 4.2	3595.8 ± 184.2	57.38 ± 5.2
P 值	<0.01	<0.05	<0.05	<0.01	<0.05	<0.01

血压是指血液对血管壁的侧压力，超重/肥胖者血管内径因堆积了大量脂肪，管径变窄，血管硬化，阻力增加，血流因此而受到影响，导致血压升高。Sorof 等人研究发现，肥胖青少年患高血压的危险是非肥胖者的 3 倍。本研究也发现，超重/肥胖大学生的血压偏高。干预后，超重/肥胖大学生的舒张压、收缩压呈显著性降低（$P<0.05$）。肥胖者由于脂肪组织增多、心脏增大、心肌肥厚、心肌缺血，引起心脏收缩功能减退，导致心排血量增加以满足机体需要，心排血量增加会促使血容量增加，而血容量增加是引起血压增高的直接原因。血压的升高，可能是机体的一种代偿机制，其与心脏的扩大一起增加血液供应，但长期血压升高，会给心血管系统带来永久性损害。因此控制体重、降低血脂、监测血压，对预防心血管病的发生有十分重要的意义。运动可消耗大量的体脂，对减少血管壁的脂肪堆积、减小血管外周阻力具有积极的作用。运动和营养的共同作用可使血压下降，起到预防高血压及相关疾病的作用，并能改善心肺功能，提高体力耐受性。

运动减肥干预后,超重/肥胖大学生的安静心率呈现非常显著性变化,超重/肥胖女大学生的安静心率由(84.6±5.8)次/分下降到(79.3±4.3)次/分($P<0.01$),超重/肥胖男大学生的安静心率由(83.7±5.8)次/分下降到(80.4±4.2)次/分($P<0.01$)。这说明系统的运动与营养干预可以提高超重/肥胖大学生的心血管系统功能,其具体表现为完成台阶试验定量负荷工作时心率次数下降,在实验结束后脉搏次数恢复到安静状态所用的时间缩短,台阶试验指数升高。系统的有氧运动能提高心迷走神经的兴奋性,心迷走神经属副交感神经,其节后神经纤维末梢释放的乙酰胆碱会减慢心率。许多动物实验证明,安静心率与人的寿命休戚相关,心跳越快,心脏越易劳损,寿命越短,安静心率减慢,能减轻心脏负荷,起到保持旺盛的体力、延年益寿的作用。

2.运动减肥干预对心肺功能的影响分析

由结果可知,超重/肥胖大学生的肺活量都显著升高($P<0.05$)。这说明超重/肥胖大学生的呼吸系统机能提高了。而反映肺通气功能的肺活量体重指数也显著上升($P<0.01$),一般情况下,超重/肥胖者的肺通气功能较低,影响超重/肥胖大学生的运动能力。通过运动干预后,超重/肥胖大学生的肺活量提高了,体重显著性下降,导致肺活量体重指数升高。这就提示:超重/肥胖大学生的肺通气功能和呼吸系统的功能增强了,即说明运动干预与饮食控制对提高大学生的心肺功能有很好的效果。有专家认为,运动减肥可以提高人体心肺功能,并且认为提高心肺功能比减肥更重要。

(三)运动减肥干预模式对超重/肥胖大学生身体素质的影响分析

运动与营养干预对超重/肥胖大学生的影响分析:柔韧性的评价由坐位体前屈实验来评价。超重/肥胖女大学生的坐位体前屈由17.18±2.72上升到18.98±2.17($P<0.05$),且实验前后所有实验对象的柔韧性水平均在良好以上;仰卧起坐由36.38±6.57上升至40.12±6.38($P<0.05$);但其立定、跳远和最大静态握力却没有变化($P>0.05$)。超重/肥胖男大学生的坐位体前屈由11.18±2.62上升到13.22±2.28($P<0.05$),且实验前后所有实验对象的柔韧性水平均在良好以上;引体向上由3.05±1.57上升至4.17±1.58($P<0.05$);但其立定跳远和最大静态握力却没有变化($P>0.05$)。由实验结果可知,本次运动减肥干预对增强大学生的腰腹力量有益,对发展其柔韧性也有很好的效果但无法增强其四肢力量。因为本研究是根据学生的运动喜好以及运动对人体的防肥减肥作用来安排运动方式的,所以运动处方的设置难免有其局限性,在今后的运动处方中要加强发展学生的力量训练。

实践证明,运动减肥干预不仅能令超重/肥胖大学生的身体成分发生良好的改变,还能提高人体的身体机能和身体素质。这种减肥干预模式是目前比较可行的干预措施,有利于提高身心健康。

第四节　高校体育俱乐部活动对大学生心理干预效果的评价

本文通过实验研究,对高校部分参加体育社团活动的大学生以 90 项症状自评量表(SCL-90)和艾森克人格问卷(EPQ)进行随访调查,获得大学生心理状况和人格结构的资料,同时观察体育社团活动对大学生心理状况的改善情况,综合评价各项体育社团活动对大学生的心理干预效果,从而指导大学生选择适合自己的体育社团活动。

一、研究目的

教育部 2002 年 8 月 6 日颁布的《全国普通高等学校体育课程教学指导纲要》(以下简称新《纲要》)明确指出必须将大学生的心理健康提到一个相对重要的地位。同时,新《纲要》还指出:"通过体育活动改善心理状态、克服心理障碍,养成积极乐观的生活态度;运用适宜的方法调节自己的情绪;……"因此关注大学生的心理健康水平,培养健康的国家栋梁是现代社会十分关注的问题。

近年来的许多研究已表明大学生的心理健康水平正在逐年下降,尤其入学新生普遍存在一些心理健康问题,如焦虑、抑郁、人际关系障碍等已成为目前大学生休学、退学的首位原因,而每年大学生自杀或精神失常的现象也有增加的趋势。国内一些高校经调查后发现艾森克人格问卷(EPQ)显示的个性不稳定的大学生容易出现心理问题。因此通过对在校大学生心理健康状况的调查,建立学生心理健康档案,并进行早期心理干预,培养心智健康的大学生势在必行。研究表明,适当运动能够有效改善大学生的人格结构,促进人际交往、自我和谐,减少身心症状,从而减缓心理压力。

大学生体育社团活动是体育课之余学生参加体育活动的重要组织形式,它往往是由一些具有相同兴趣、爱好与需要的同学共同组织而成的一种较松散的群众性体育组织,其运动项目多为竞技性或休闲性项目。体育社团活动多能激发参与者的活动热情,它有助于构筑校园体育文化,对大学生的身心健康发展有着深远的意义。

本研究通过对部分参加高校体育社团活动的大学生进行心理现状研究和评价,发现不同的体育社团既能在身体健康和发展兴趣方面满足大学生需要,也能对不同心理症状的人起到干预和改善作用。教师通过对学生体育社团活动进行适当指导,制定一些项目的运动处方,指导不同的大学生选择适合自己的体育社团进行活动,对开展高校群体活动和丰富校园文化具有相当大的参考价值。

二、研究方法

(一)理论基础

北京体育大学教授田麦久先生提出了著名的"项群理论",该理论研究与总结了各运动项目的特点,按照运动项目所需运动能力的主导因素将运动项目分成体能主导和技能主导两大类。体能主导类下又分为耐力性项群、速度性项群及快速力量性项群三个亚类;技能主导类下又分表现难美性项群、表现准确性项群、隔网对抗性项群、同场对抗性项群及格斗对抗性项群五个亚类。"项群理论"是基于不同项目的本质属性所引起的项目之间的异同点,根据不同运动项目的相同特点将之划为相同的类属。本研究主要考虑到技能类项目受到各方面的影响因素较多,从而对心理会产生较多的影响力。大学生通过对运动技术的学习与体验,达到锻炼身体的目的和实现体育社团育人的功能。

为了更好地实现学生的运动参与,体现大学生参加体育社团的教育功能和社会作用,我们参照项群理论,并结合大学生实际较多参与的运动项目,选择技能类项目中的同场对抗类项目、隔网对抗类项目、难美表现类项目进行研究。在同场对抗类项目中,我们选择篮球社团,它是一个集体配合的项目,能体现团体协作精神;在隔网对抗类项目中,我们选择网球社团,这是一个独立竞争较强的项目,体现很强的自主能力;而在难美表现类项目中,我们选择了体育舞蹈社团,除了表现难美之外,同时它也是一项异性之间有身体接触的运动项目,对人际交往有一定的要求。这三个社团各具特点,且在高校开展十分广泛或十分热门,选择这三个社团的学生来进行研究具有一定的代表性。

(二)研究对象

本书选择了来自浙江大学、浙江树人大学等高校参加体育舞蹈、篮球、网球社团活动的大学生作为研究对象,其一般资料如表5-4-1所示。

表 5-4-1　研究对象的基本情况

项目	性别		年龄			体育社团项目		
	男	女	≤18	19	≥20	体育舞蹈	排球	网球
参加人数/人	101	121	82	125	15	56	92	74
比例/%	45.5	54.5	36.9	56.3	6.8	25.2	41.5	33.3

(三)研究方法

1.实验研究

参加各体育社团活动的各组学生在专业教师指导下进行为期16周的运动干预实验(2009年9—12月)。教师帮助制定各体育社团活动的计划,并且每2～3周进行一次指导。体育社团具体活动由学生骨干负责,每周开展1～2次活动,每次活动60分钟,运动控制在中等强度。

各组学生在参加体育社团活动前需先进行90项症状自评量表(SCL-90)和艾森克人格问卷(EPQ)量表检测,以了解大学生的心理状况和人格结构;在16周的体育社团活动后再进行 SCL-90 量表的复测,探讨体育社团活动对心理状况的改善情况(发放问卷240份,回收有效问卷222份,有效回收率92.5%。)。由于人格指标相对比较稳定,因此 EPQ 只需进行一次测试。

SCL-90 量表共90题,由10组症状因子组成,每组症状的严重程度分为5个等级:0表示无症状,1表示较轻症状,2表示中等程度症状,3表示较重症状,4表示严重症状,该问卷具有较成熟的全国常模(目前中国的常模是由金华、吴文源、张明园等人于1986年所做的)。EPQ 量表共89题,由4个因子分组成。

SCL-90 量表和 EPQ 量表各因子含义如表 5-4-2 所示。

表 5-4-2　SCL-90 量表和 EPQ 量表各因子含义

SCL-90 量表	F1	F2	F3	F4	F5	F6	F7	F8	F9	F10
	躯体化	强迫	人际敏感	抑郁	焦虑	敌意	恐怖	偏执	精神病灶	其他
EPQ 量表	N		E		P			L		
	神经质		内向-外向		精神质			效度量表		

2.统计分析

采用 SPSS 11.0 统计软件包进行统计学处理,主要进行 t 检验、聚类分析、Pearson 相关分析等。

三、结果与分析

(一)大学生 SCL-90 因子分与全国常模比较

将社团成员的 SCL-90 量表初测结果与国内常模对照后发现,各因子均无统计学差异($P>0.05$),可见实验样本与全国大学生心理健康状况大体相似(见表 5-4-3)。

表 5-4-3　初测时 SCL-90 因子分与常模比较

SCL-90 因子	参加前因子分值($n=222$ 人)	常模($n=781$ 人)	t 值(2-tail sig.)
F1(躯体化)	1.24±0.30	1.34±0.45	3.88
F2(强迫)	1.62±0.50	1.69±0.61	1.75
F3(人际敏感)	1.49±0.47	1.76±0.67	6.81
F4(抑郁)	1.42±0.49	1.57±0.61	3.80
F5(焦虑)	1.37±0.43	1.42±0.43	1.53
F6(敌意)	1.31±0.41	1.50±0.57	5.55
F7(恐怖)	1.25±0.35	1.33±0.47	2.77
F8(偏执)	1.37±0.40	1.52±0.60	4.36
F9(精神病灶)	1.30±0.36	1.36±0.47	2.04

（二）EPQ 与 SCL-90 的相关分析

经 Pearson 相关分析后发现，SCL-90 的 10 项因子分与 N 因子分具有明显相关性，与 E、P、L 因子分则无明显相关性。神经质（N）高分者表现为焦虑、敏感、多疑，情绪不稳，忧心忡忡，对刺激有强烈的情绪反应；低分者则表现为情绪反应缓慢而轻微，易于恢复平静，性情温和，善于自我控制。人格特征中的 N 因子分与大学生的心理健康状况关系密切，具有研究意义，因此我们以下研究仅在不同 N 因子分之间进行（见表 5-4-4）。

表 5-4-4　初测时 SCL-90 因子分与 EPQ 中 N 因子分的相关关系

SCL-90 因子	SCL-90 因子分值	与 N 因子分相关关系	
		r 值	P 值
F1	1.24±0.30	0.210	0.002**
F2	1.62±0.50	0.202	0.003**
F3	1.49±0.47	0.190	0.005**
F4	1.42±0.49	0.180	0.007**
F5	1.37±0.43	0.186	0.005**
F6	1.31±0.41	0.151	0.024*
F7	1.25±0.35	0.230	0.001**
F8	1.37±0.40	0.184	0.006**
F9	1.30±0.36	0.189	0.005**

注：与常模比较，"*"表示 $P<0.05$，"**"表示 $P<0.01$。

（三）体育社团对不同神经质类型大学生心理干预效果的评价

我们对 N 因子分进行快速聚类分析，将三组体育社团项目依据 N 因子分值分为高分值（N_1）和低分值（N_2）两类。三组体育社团项目的 N 因子分的聚类中心及参加人数如表5-4-5所示。N_1 类与 N_2 类参加三组体育社团项目前后的 SCL-90 因子分值比较结果，分别如表 5-4-6 和表 5-4-7 所示。

表 5-4-5 三组体育社团项目的 N 因子分聚类中心结果

体育社团项目	聚类中心 1（N_1）		聚类中心 2（N_2）	
	分值	人数/人	分值	人数/人
体育舞蹈	14.10	21	6.60	35
排球	16.19	27	8.03	65
网球	13.79	24	5.42	50

表 5-4-6 N_1 类参加三组体育社团项目前后的 SCL-90 因子分值比较结果

SCL-90 因子	体育舞蹈		排球		网球	
	参加前	参加后	参加前	参加后	参加前	参加后
F1	1.38±0.37	1.18±0.20*	1.25±0.32	1.19±0.23	1.39±0.44	1.23±0.26
F2	1.83±0.66	1.70±0.43	1.68±0.60	1.44±0.27	1.79±0.42	1.53±0.40*
F3	1.73±0.48	1.41±0.35*	1.58±0.56	1.28±0.26*	1.52±0.45	1.44±0.37
F4	1.77±0.64	1.30±0.29**	1.47±0.53	1.24±0.22*	1.39±0.37	1.20±0.16*
F5	1.63±0.54	1.32±0.36*	1.42±0.47	1.20±0.14*	1.43±0.42	1.21±0.18*
F6	1.52±0.46	1.30±0.54	1.33±0.52	1.28±0.37	1.38±0.38	1.24±0.31
F7	1.35±0.40	1.19±0.30	1.29±0.34	1.13±0.13*	1.43±0.33	1.18±0.23**
F8	1.50±0.39	1.35±0.31	1.39±0.45	1.28±0.40	1.51±0.46	1.35±0.30
F9	1.42±0.44	1.36±0.34	1.38±0.43	1.34±0.48	1.37±0.43	1.22±0.23

注："*"表示 $P<0.05$，"**"表示 $P<0.01$。

神经质高分（N_1）者参加体育舞蹈社团活动前后在躯体化、人际敏感、焦虑因子方面有显著性差异，在抑郁方面有极显著性差异；参加排球社团活动前后在人际敏感、抑郁、焦虑、恐怖因子方面有显著性差异；参加网球社团活动前后在强迫、抑郁、焦虑因子方面有显著性差异，而在恐怖因子方面有极显著性差异。综上可以看出，各社团体育活动对神经质高分者在抑郁、焦虑等心理症状上均有明显改善作用。各项数据显示，神经质高分者在参加运动前后，其多项心理指标得到明显改善，因而参加体育活动对于改善神经质高分者的心理健康状况意义较大。

表 5-4-7　N₂ 类参加三组体育社团项目前后的 SCL-90 因子分值比较结果

SCL-90 因子	体育舞蹈		排球		网球	
	参加前	参加后	参加前	参加后	参加前	参加后
F1	1.16±0.19	1.09±0.12	1.20±0.26	1.16±0.20	1.20±0.25	1.23±0.33
F2	1.56±0.38	1.42±0.32	1.52±0.46	1.45±0.36	1.57±0.50	1.42±0.44
F3	1.46±0.42	1.24±0.23**	1.43±0.43	1.32±0.35	1.42±0.47	1.28±0.37
F4	1.32±0.42	1.18±0.23	1.40±0.53	1.25±0.26*	1.35±0.40	1.26±0.35
F5	1.29±0.38	1.13±0.14*	1.31±0.38	1.22±0.25	1.33±0.40	1.22±0.32
F6	1.20±0.26	1.15±0.20	1.26±0.35	1.20±0.22	1.30±0.47	1.30±0.57
F7	1.16±0.25	1.06±0.11*	1.21±0.35	1.17±0.21	1.24±0.38	1.15±0.26
F8	1.32±0.46	1.21±0.27	1.32±0.33	1.23±0.25	1.33±0.37	1.32±0.48
F9	1.23±0.24	1.16±0.16	1.26±0.31	1.20±0.24	1.28±0.36	1.21±0.32

注:"*"表示 $P<0.05$,"**"表示 $P<0.01$。

　　神经质低分(N₂)者参加体育舞蹈社团活动前后在焦虑、恐怖因子方面有显著性差异,在人际敏感方面有极显著性差异;参加排球社团活动前后在抑郁因子方面有显著性差异;参加网球社团活动前后各因子分变化无显著性差异。数据显示,神经质低分者在参加运动前后其心理指标的改善不明显,因而参加体育活动对于改善他们的心理健康状况意义相对较小。

　　不同的运动项目对于大学生心理健康水平的干预效果也不一样。排球、篮球、足球等运动既是对抗性竞争项目,又是需要集体合作的项目,同时也需要很强的组织纪律性和机智灵活的应变能力,因此不仅能改善躯体的紧张感,同时在与同伴的合作中还能有效增加信任感、缓解焦虑,从而改善人际关系。而网球、乒乓球、羽毛球等项目则是一类独立进行的竞争项目,在运动中能培养果断的品格、顽强的毅力以及独立自主的能力,因而对于缓解强迫、恐怖症状有明显作用。体育舞蹈项目则是一项双人配合的项目,不仅要有沉稳的自控力,更需与人合作的技巧,且该项目的活动气氛轻松、愉悦,因而对于改善人际关系有着极为明显的作用。在活动过程中由于参与者的注意力被转移,其部分机体得到调整和休息,故具有消除疲劳、康复机体的作用,同时也能使其宣泄出部分不良情绪,减轻压力,从而在一定程度上缓解了焦虑与抑郁等情绪。

四、结论与建议

(一)结 论

不同项目的社团体育活动对大学生可以起到不同的心理效应,对其身心健康发展有着深远的意义。不同人格特征的大学生参加不同的体育运动项目,对其心理健康状况有不同的效果:参加体育舞蹈社团活动,对神经质高分者在躯体化、人际敏感、焦虑、抑郁方面有影响,而对神经质低分者在焦虑、恐怖、人际敏感方面有差异;参加排球社团活动,对神经质高分者在人际敏感、抑郁、焦虑、恐怖因子方面有差异,对神经质低分者在抑郁因子方面有差异;参加网球社团活动,对神经质高分者在强迫、抑郁、焦虑、恐怖因子方面有差异,对神经质低分者则无显著性差异。因而,选择合适的运动项目也可使大学生的某些人格特质得到改善。

(二)建 议

(1)对于情绪不稳定者,如容易焦虑或比较敏感、多疑的大学生来说,他们可以选择一些球类项目,通过较强的竞争与对抗来改善自身的心理品质,缓解对刺激的强烈的情绪反应;一些性格比较孤僻、不善与人交往的大学生,则应多选择一些与人有躯体接触的项目(如体育舞蹈等),以改善自身的人际交往能力;而一些性情温和、善于自我控制的神经质低分者,则可以根据自己的兴趣爱好选择体育社团活动。

(2)高校体育社团的开展,是未来高校课外体育活动和群体活动开展的有效手段,体育社团将成为培养学生综合能力的平台。通过技能练习、项目策划、组织竞赛、活动创新等多种活动的实际操作,培养学生在健身之外的人际关系协调能力,提升审美情趣,提高体育综合能力,从而为社会培养出健康的综合性人才。

(3)现给出几个大学生体育社团活动处方方案(共 12 周,每周活动 1～2次),以供参考。

体育舞蹈:第 1～2 周,基本舞步学习;第 3～6 周,舞步组合与自练;第 7～8周,舞步创编与交流;第 9～10 周,表演与交流;第 11～12 周,举行小型舞会。

乒乓球、网球:第 1～4 周,基本技术练习;第 5～6 周,简单战术训练;第 7～8 周,双打练习;第 9～11 周,进行小组单、双打比赛;第 12 周,小组冠军进行总决赛。

排球、篮球:第 1～4 周,基本技术练习;第 5～8 周,简单战术练习;第 9～12 周,社团成员组织比赛。

参考文献

[1] ADAMI H O,TRUCHOPOULOS D. Obesity and mortality from cancer [J]. N Engl J Med, 2003,348(6):1623-1624.

[2] ALLISON D B,FAITH M S, HEO M, et al. Meta-analysis of the effect of excluding early deaths on the estimated relationship between body mass index and mortality[J]. Obes Res, 1999,7(7):342-354.

[3] ANDERSON J J, FELSON D T. Factors associated with osteoarthritis of the knee in the first national health and nutrition examination survey (NHANES Ⅰ): evidence for an association with overweight, race, and physical demands of work[J]. Am J Epidemiol, 1988,128(7):179-189.

[4] BAIK I, ASCHERICO A, RIMM E B, et al. Adiposity and mortality in men[J]. Am J Epidemiol,2000,152(3):264-271.

[5] CALLE E E, RODRIGUEZ C, WALKER-THURMOND K, et al. Overweight, obesity, and mortality from cancer in a prospectively studied cohort of U. S. adults[J]. N Engl J Med, 2003, 348(6):1625-1638.

[6] CATERSON I D. Management strategies for weight control, eating, exercise and behavior[J]. Drugs, 1990,39(13):20-32.

[7] CSENDES A, BURDILES P, SMOK G, et al. Histologic findings of gallbladder mucosa in 87 patients with morbid obesity without gallstones compared to 87 control subjects[J]. J Gastrointest Surg,2003, 7: 547-51.

[8] DENKE M A, SEMPOS C T, GRUNDY S M. Excess body weight, an underrecognized contributor to high blood cholesterol levels in white american men[J]. Arch Intern Med, 1993,153(7):1093-1103.

[9] DOWLING H J, PI-SUNYER F X. Race-dependent health risks of upper body obesity[J]. Diabetes, 1993,42(3):537-543.

[10] FIELD C J, et al. Changes in circulating leukocytes and mitogen response during very low energy all-protein reducing Diets[J]. Am J Clin Nutr, 1991(54):123-129.

[11] FLEGAL K M, CARROLL M D, OGDEN C L, et al. Prevalence and trends in obesity among US adults [J]. JAMA, 2002, 288 (14): 1723-1727.

[12] HUANG Z, WILLET W C, MANSON J E, et al. Body weight, weight change, and risk for hypertension in women[J]. Aim Intern Med, 1998, 128(4):81-88.

[13] KURIH T, GAZIANO J M,BERGER K, et al. Body mass index and the risk of stroke in men [J]. Arch Intern Med, 2002,162(8):255-2562.

[14] LAKKA H M, LAKKA T A, TUOMILEHTO J, et al. Abdominal obesity is associated with increased risk of acute coronary events in men [J]. Eur Heart J, 2002,23(6):703-706.

[15] LARSSON U E, MATTSSON E. Perceived disability and observed functional limitations in obese women[J]. Int J Obes Relat Metab Disord, 2001, 25(9):1705-1712.

[16] MACKAY J, MENSAH G A, MENDIS S, et al. The atlas of heart disease and stroke[J]. Geneva:WHO, 2004(5-6).

[17] MANSON J E, WILLET W C, STAMPFER M J, et al. Body weight and mortality among women[J]. NEJM, 1995, 333(6):677-685.

[18] NAMYSLOWSKI G, SCIERSKI W, MROWK-KATA K, et al. Sleep study in patients with overweight and obesity[J]. J Physiol Pharmacol, 2005,56(6S):59-65.

[19] NATIONAL INSTITUTES OF HEALTH, NATIONAL HEART LUNG, AND BLOOD INSTITUTE. Clinical guidelines on the identification, evaluation, and treatment of overweight and obesity in adults: the evidence report[R]. 1998.

[20]NATIONAL INSTITUTES OF HEALTH, Third report of the national cholesterol education program expert panel on detection, evaluation, and treatment of high blood cholesterol in adults publication [R]. Washington DC: US Government Printing Office, 2001.

[21] PAERATAKUL S, LOVEJOY J C, RYAN D H, et al. The relation of gender, race and socioeconomic status to obesity and obesity comorbidities in a sample of US adults[J]. Int J Obes Relat Metab Disord, 2002, 26 (12):1205-1210.

[22] PEETERS A, BARENDREGT J J, WILLEKENS F, et al. Obesity in adulthood and its consequences for life expectancy: a life-table analysis [J]. Ann Intern Med, 2003, 138(2):24-32.

[23] PIETILAINEN K H, VIRTANEN S M, RISSANEN A, et al. Diet, obesity and metabolic control in girls with insulin dependent diabetes mellitus[J]. Arch Dis Child, 1995, 73(5):398-406.

[24] RESTA O, FOSCHINO-BARBARO M P, LEGARI G, et al. Set-related breathing disorders, loud snoring and excessive daytime sleepiness in obese subjects[J]. Int J Obes Relat Metab Disord, 2001, 25 (4):669-675.

[25] RUHL C E, EVERHART J E. Relationship of serum leptin concentration and other measures of adiposity with gallbladder disease [J]. Hepatology, 2001, 34(7):877-883.

[26] SONG Y M, SUNG J, DAVEY SMITH G, et al. Body mass index and ischemic and hemorrhagic stroke: a prospective study in korean men[J]. Stroke, 2004, 35(9):831-836.

[27] SUK S H, SACCO R L, BODEN-ALBALA B, et al. Northern manhattan stroke study. abdominal obesity and risk of ischemic stroke: the northern manhattan stroke study [J]. Stroke, 2003, 34 (7): 1586-1592.

[28] UNITED STATES. National commission on diabetes to the United States BETHSDA[J]. MD: US Department of Health, Education and

Welfare, 1975, 19(2):147-149.

[29] VALENCIA-FLORES M, OREA A, CASTANO V A, et al. Prevalence of sleep apnea and electrocardio-graphic disturbances in morbidly obese patients[J]. Int J Obes Res, 2000,8(4):262-269.

[30] WHO, NUT, NCD. Obesity: preventing and managing the global epidemic, report of a WGO consultation on obesity [R]. Geneva, 1997:3-5.

[31] WIT B, LERCZAK K, PANCENKO-KRESOWSKA B, et al. Effects of "fat-burning" exercise and low-energy diet on lipid per oxidation products (TBARS) in plasma subjects with overweight or obesity[J]. Biol Sport, 2003, 20(4):321-330.

[32] WORLD HEALTH ORGANIZATION. Physical status: the use and interpretation of anthropometry, report of a WHO expert committee [R]. World Health Organ Tech Rep Ser, 1995,854: 1-452.

[33] XAVIER FORMIGUERA, ANA CANTO'N. Obesity: epidemiology and clinical aspects [J]. Best Practice & Research Clinical Gastroenterology, 2004,18(6):1125-1146

[34] YOUNG T, SHAHAR E, NIETO F J, et al. Predictors of sleep-disordered breathing in community-dwelling adults: the sleep health study[J]. Arch Intern Med, 2002,162(8),893-900.

[35] ZAMETKIN A J, ZOON C K, KLEIN H W, et al. Psychiatric aspects of child and adolecscent obesity: a review of the past 10 years[J]. J Am Acad Child Adoless Psychiatry, 2004: 43(2):134-150.

[36] 陈春明.肥胖防治刻不容缓[J].中华预防医学杂志,2001,35(5):1-3.

[37] 陈大为.体育活动对情绪健康的影响[J].体育与科学,2002(2).

[38] 陈华东,钞飞侠,陆光平.论体育社团在高校体育中的地位与作用[J].上海体育学院学报,2002(S1):154-155.

[39] 陈晓云,杨庚明.肥胖测量方法的评估及治疗现状[J].医学综述,2003,9(4):234-236.

[40] 陈仲庚.艾森克人格问卷的项目分析[J].心理学报,1983(2):211-217.

[41] 邓荣华,颜军,金其贯.运动增进心理健康的机制及运动处方[J].西安体育学院学报,2003,20(3):107-110.

[42] 邓树勋.运动生理学[M].北京:高等教育出版社,1999.

[43] 丁花阳.肥胖大学生与体育及其运动的相关分析[J].湖北体育科技,2008(6):27-28.

[44] 丁庆建,范方.运动处方对矫正大学生心理障碍效果的研究[J].北京体育大学学报,2002,25(4).

[45] 董玉福,李云清,杨颖飞,等.不同选项体育课对大学生心理健康的影响[J].中国健康教育,2005,21(3):206-208.

[46] 范存欣,王惠苏,马绍斌,等.女大学生减肥行为及其认知现状调查[J].预防医学论坛,2012(7).

[47] 方敏,孙影.大学生 SCL-90 因子分与体育锻炼行为的关系.中国学校卫生,2005,26(2):100-101.

[48] 傅华,李枫.现代健康促进理论与实践[M].上海:复旦大学出版社,2003.

[49] 国家体育总局群体司,国家国民体质监测中心.2000 年国民体质研究报告[M].北京:人民体育出版社,2000.

[50] 国家体育总局群体司,国家国民体质监测中心.2007 年国民体质研究报告[M].北京:人民体育出版社,2007.

[51] 何铃,张力为.抽象及其身体自尊评价方式与生活满意感的关系[J].北京体育大学学报,2002(3).

[52] 何影.体育锻炼的持续时间对大学生抑郁水平、身体自尊水平的影响及验证中介模型[J].体育与科学,2003(4).

[53] 何玉秀.系统运动减肥过程中血胰岛素水平的改变[J].体育科学,1998,18(3):75-78.

[54] 黄何平,林添鸿,宁亮生.论肥胖的研究进展[J].辽宁体育科技,2003,25(5):84-85.

[55] 黄小民.肥胖的成因、危害及减肥手段[J].湖北体育科技,2009(4).

[56] 季浏,罗伯特·J科克比.身体锻炼心理学的研究现状和未来方向[J].天津体育学院学报,1997(3).

[57] 季浏.体育与健康[M].上海:华东师范大学出版社,2014.

[58] 蒋华明.自尊研究的进展和意义[J].心理科学,2002(2).

[59] 蒋建华,肖永康,胡传来,等.体质指数和腰臀比与代谢综合征患病关系[J].中国公共卫生,2006,22(12):1479-1481.

[60] 金华,吴文源,张明园.中国正常人 SCL-90 评定结果的初步分析[J].中国神经精神疾病,1986(5).

[61] 雷霖,王建平,张亮,等.北京女大学生瘦身倾向的影响因素[J].中国心理卫生杂志,2005(3).

[62] 李春生.国内外超重与肥胖病研究现状和展望[EB/OL].(2015-12-01)[2004-04-14].http://news.soosou.comjfxs9177.shtml.

[63] 李骅.大学生心理健康的现状及其提高的途径与方法[J].北京体育大学学报,2005(7).

[64] 李娜.大学生抑郁情绪与体育锻炼干预实验[J].体育学刊,2001(4).

[65] 刘兵,陈建红,吴宇萍,等.大学新生 3848 名心理健康相关因素分析[J].中国临床康复,2004(15):39-41.

[66] 刘俊庭,吴纪饶.大学生健康教育[M].北京:高等教育出版社,1999.

[67] 刘萍,方乐坤.大学生心理健康教育的现状及对策研究[J].重庆大学学报,2003(6):123-125.

[68] 刘卫,李丰祥.大学生身体成分特征与运动能力及体质健康的关系[J].体育学刊,2004,11(1).

[69] 刘旭东,刘燕萍,高新友.超重与肥胖发生的可能机制与控制手段[J].西安体育学院学报,1999,16(2).

[70] 鲁琦,吴本连.浅析有氧运动与减肥的关系[J].安徽体育科技,2005(4):86-88.

[71] 吕姿之.健康教育与健康促进[M].北京:北京医科大学出版社,1998.

[72] 马前锋,等.有氧锻炼负荷强度对少年儿童心理健康的影响[J].中国体育科技,2003(5).

[73] 马申,王白山,隋光远.体育锻炼对大学生心理应激状况的干预效果[J].中国健康教育,2005(3).

[74] 马晓.健康教育学[M].北京:人民卫生出版社,2004.

[75] 马晓红,苏卫.超重与肥胖研究进展[J].中国比较医学杂志,2005,15(3):

174-178.

[76] 马迎华,廖文科.英国和荷兰预防性病艾滋病学校健康教育现状[J].中国
学校卫生,2004(1).

[77] 毛荣建.锻炼行为激发机制的研究进展[J].体育学刊,2003(2).

[78] 彭晓玲.高校心理健康教育的误区与对策思考[J].西南师范大学学报(人
文社会科学版),2004(4):21-25.

[79] 齐建国.当前日本学校健康教育体系化的研究[J].国外学科教育,1999
(5):48.

[80] 苏坚贞.体育锻炼对中学生自尊影响的研究[J].华东师范大学学报,
2002(3).

[81] 孙莉娟,康玉华.当前美国对减肥问题的研究和展望[J].北京体育师范学
报,1997(9).

[82] 唐征宇.试论身体锻炼与心理健康之间的关系[J].心理科学,2000(3).

[83] 田麦久.项群训练理论[M].北京:人民体育出版社,1998.

[84] 汪向东,王希林,马弘.心理卫生评定量表手册:中国心理卫生杂志增刊
[M].北京:中国心理卫生杂志社,1999:31-35.

[85] 王琳,王安利.实用运动医务监督[M].北京:北京体育大学出版社,2005.

[86] 王梅.我国不同腰臀比职工身体机能、素质状况的分析研究[D].北京:北
京体育大学,2000.

[87] 王业玲.运动对上海市成年超重/肥胖者身体形态和心血管机能的影响
[D].上海:上海体育学院,2010.

[88] 闻吾森,姜乾金.影响大学生心身健康的个性因素探讨[J].国际中华神经
精神医学杂志,2003(1):67-69.

[89] 闻杨,杜力平.体育社团在课外体育活动中的作用[J].西安交大学报(社会
科学版),2004,5(2):38-40.

[90] 吴秀琴,周晓东.福建省3城市居民体质指数、体脂百分比和腰臀比特点的
分析[J].中国体育科技,2007,43(5):90-93.

[91] 向红丁.肥胖与代谢综合征——中国之现状[J].现代康复,2001,5(7):
12-14.

[92] 徐波,季浏,余兰,等.体育锻炼对我国城市居民心理状况影响的研究[J].

心理科学,2003(3).

[93] 徐波.体育锻炼缓解研究生抑郁和焦虑和研究[J].广州体育学院学报,
    2002(3).

[94] 徐晓芳,郭德华,夏玲,等.当代大学生心理健康教育实践模式的构建[J].
    教育科学,2006,22(5):90-92.

[95] 薛长勇.肥胖和膳食的关系及其膳食治疗[J].现代康复,2001,5(9):
    10-11.

[96] 阎蔚,刘敏,徐光华.中医辨证分型治疗脂肪肝对患者体重指数、腰臀围比
    及血糖血脂水平影响的临床研究[J].新中医,2006,6(6):25-29.

[97] 杨剑,田石榴,李红武,等.健身运动处方锻炼影响大学生身心健康发展的
    实验研究[J].体育科学,2002(4).

[98] 杨锡让,傅浩坚.实用体育健康医学[M].北京:北京体育大学出版
    社,1995.

[99] 杨锡让.实用运动生理学[M].北京:北京体育大学出版社,1998.

[100] 姚兴家.儿童青少年肥胖判定及干预策略[J].中国学校卫生,2006(3):
     185-188.

[101] 殷晓旺,余锡祥,尹国昌,等.篮球、健美操对大学生心理健康的实验干预
     [J].北京体育大学学报,2007(3).

[102] 殷晓旺,余锡祥,尹国昌,等.认知—运动干预对大学生心理健康多维度的
     影响[J].中国临床康复,2006,10(38):39-41.

[103] 俞爱玲,莫洁华.美国印第安纳大学学校健康教育师资培养课程体系[J].
     中国学校卫生,2003(3):292-293.

[104] 曾莉,房宜军.超重与肥胖的产生机制及研究进展[J].辽宁体育科技,
     2006,28(2):39-41.

[105] 张丹红,张苏明.19世纪后叶20世纪前叶中国的学校健康教育[J].中华
     医史杂志,1999(3).

[106] 张兰君,李娜,王颖,等.大学生强迫症状的体育运动干预实验[J].中国心
     理卫生杂志,2002,16(7):478-479.

[107] 张雷.高校心理健康教育的本质定位及实践走向[J].广西青年干部学院
     学报,2004(1):48-49.

[108] 张舒凤,马维娅,李正军.肥胖的危险因素与相关疾病关系的探讨[J].武警医学,2005,16(3):16-167.

[109] 张翔,樊富珉.大学生心理健康教育的新视野冲突教育初探[J].清华大学教育研究,2003(4):64-68.

[110] 张新华.健美操对大学女生心脏功能及腰臀围之比的影响[J].哈尔滨师范大学自然科学学报,2003,19(6):106-109.

[111] 赵连成,武阳丰,周北凡,等.体质指数与冠心病、脑卒中发病的前瞻性研究[J].中华心血管病杂志,2002,30(7):430-433.

[112] 赵原.超重与肥胖的成因、危害及减肥手段[J].柳州师专学报,2001,16(4).

[113] 郑金仕,朱俊真.少儿期血压偏高和肥胖与成年人高血压关系的研究[J].河北医药,2001,23(10):777-779.

[114] 中国肥胖问题工作组.中国成人超重和肥胖症预防与控制指南(节录)[J].营养学报,2004,26(1):1-4.

[115] 中国肥胖问题工作组数据汇总分析协作组.我国成人体重指数和腰围对相关疾病危险因素异常的预测价值:适宜体重指数和腰围切点的研究[J].中华流行病学杂志,2002,23(1):5-10.

附录 1:

科学运动减肥的基本常识

我们一直都希望通过科学合理的减肥方法来减掉身体的赘肉,然而很多时候我们在不经意间就走入了减肥误区。下面介绍科学运动减肥的基本常识与正确的减肥观念。

一、制订合理可行的计划

减肥计划的制订是减肥成功的关键,在实行任何减肥方法之前首先了解自己的体质,即要对自己的身体有一个全面的了解,这样才能制订合理的减肥计划,从饮食、运动还有其他方面进行调整。如果对自己的肥胖情况了解不够就盲目地采取各类减肥方式,那么很容易出现营养不良、新陈代谢下降或者是体力透支,减肥的效率也会因此降低。

二、设定运动减肥的目标

参加运动减肥的人要设定明确的运动减肥目标,这是减肥成功的出发点,这就需要集中注意力。运动减肥目标可能刚起步就会遇到各种障碍。标准体重是理想目标,但要考虑每个人的个体特点、体型、体格、肥胖程度上的不同,肥胖程度的判定可以用 BMI 身体质量指数来测定,因此不一定要达到标准体重,而是找到最适合自己的具体体重目标,作为减肥的努力方向,同时要有近期减肥目标,如 1 个月内减 3~6 千克。

20 岁左右的体重作为瘦身参考;如果不是从儿童或青少年时期就开始肥胖得人;一般在 20 岁时身高、体型基本上已固定;发育大体上已完成;因此这个年龄得体重可作为基数;在此基础上增加得体重可以相对得视为脂肪增加。

对肥胖又有并发症的人则瘦身目标有所不同;如合并有糖尿病、高血压病得肥胖人;体重控制在低于标准体重的 10% 较为合适。

三、掌握与选择有效的运动项目

高效快速的减肥方法会让身体吃不消,而且也特别容易反弹,我们只有把体重下降的频率控制在一定的范围之内,这样减肥的成果不会维持得更久,更不会对健康造成威胁。运动项目包括有氧运动和肌肉练习,一般有氧运动选用长时间动力性、大肌群参与的项目,如徒步、慢跑、游泳、自行车、跳绳、有氧舞蹈、登山等。肌肉练习是锻炼肌肉、提高肌肉耐力的项目。选择项目时,可以根据脂肪分布特点来定。如,脂肪主要分布在腹部,可以选用仰卧起坐、抗阻抬腿等练习。如脂肪多分布在肩、胸背、四肢等部位则应有所不同。

四、合理控制饮食,摄取均衡的营养

在减肥的过程中要严格的控制热量的摄入,但是最重要的还是要摄取足够的营养,体内的营养不足就会影响到新陈代谢的效率,让减肥停滞不前。运动减肥的本质是人为地造成人体热量的负平衡,如果运动后进食没有节制,体重不但不会减少,反而会增加。要有效地控制饮食,减少糖类食物、脂肪类食物的大量摄取,应该注意增加蔬菜、水果、蛋白质类食物的量、并适当地补充维生素等,所以在饮食中我们要充分考虑到以上因素,这样才能健康高效地减肥。

五、采取适中减肥强度

运动生理、生化机理告诉我们,高强度短时间的运动,脂肪动用比例少。而低强度、长时间的运动中,脂肪动用比例高、热能散失多。

六、需要长期的坚持

很多人减肥不成功就是因为没有长期坚持下去,虽然有些减肥方法的速度没有理想中那么快,但是只要坚持下去最终还是会达到理想的身材。所以把减肥当作生活中的一部分,去习惯这种健康的生活方式,终究会让自己瘦下来。

七、计划实例

（一）瘦身计划目标设定

（1）减轻体重的 20％；

（2）每周减重 0.5～1.5 千克；

（3）一天减少摄取 500 卡热量；

（4）30 天总减重 10 千克。

（二）瘦身具体计划

第 1 天：记录自己一天的所有饮食，了解自己的饮食习惯和一天摄取的总热量。

第 2 天：按照第一天记录的内容，在总热量上减去 500 卡热量的食物。但最少不能低于 1000 卡。并写下一周的饮食计划。

第 4 天：开始每天至少持续 30 分钟以上的运动量，如果时间不足可以分开做，也可以从增加走路量或者快走开始。

第 6 天：对自己一周的饮食计划进行核对，如果相差不多就继续进行。如果相差太多就需要重新规划。

第 9 天：按照计划身体应该逐渐地适应低热量饮食了，养成吃早餐的好习惯并且戒掉零食和宵夜。如果期间有饥饿感可以用低热量的水果和低糖果冻取代。

第 11 天：适当的增加运动的多元性，可以计划登山或郊外行走，维持 1～2 小时的运动量。

第 14 天：回顾两周的饮食计划，如果每天的热量摄取都能够控制在 1200 卡内就非常不错啦。第 14 天就可以对下一周的饮食进行计划。要注意自己的营养摄取是否均衡。每日增加蔬菜量，水果约为两个拳头大小，淀粉类约 1.5 碗，蛋白质类约为两个巴掌大。

第 17 天：加强身体脂肪堆积处的运动，尤其是下半身的运动非常重要。

问卷调查表

——开设特色减肥塑身班调查问卷

亲爱的同学:

　　针对我校每年体质测试中,存在大量肥胖学生不及格的现象,公体部与本课题组正在筹划开设以减肥、提高身体健康为目的的特色减肥塑身班,我们想知道您宝贵的意见,以帮助我们做出正确的决策,谢谢合作!

浙江树人大学公体部

超重/肥胖大学生的体质特征及运动干预研究课题组

- -

请您依照真实的想法在选项字母前打"√"

一、学生基本信息

1.性别： A.男　　　　B.女

2.年级： A.大一　　　B.大二　　　C.大三　　　D.大四

3.(1)身高：_____(cm);(2)体重：_____(kg)。

4.生源地：

A.省会城市　　　B.地级市　　　C.县级市　　　D.乡(镇)　　　E.农村

5.您认为您父亲的体型属于下列哪一类型?

A.肥胖　　　　B.较肥胖　　　　C.中等身材　　　　D.较消瘦

E.消瘦

6.您认为您母亲的体型属于下列哪一类型?

A.肥胖　　　　B.较肥胖　　　　C.中等身材　　　　D.较消瘦

E.消瘦

二、对自己体型的态度

1. 您对自己的体型满意吗？

A. 满意　　　　　　B. 比较满意　　　　C. 不满意　　　　　D. 很不满意

E. 无所谓

2. 您对自己的哪个部位不满意？（可多选）

A. 上肢　　　　　　B. 背部　　　　　　C. 腰腹部　　　　　D. 臀部

E. 下肢

3. 您曾经想过或者试过发展肌肉吗？

A. 想过　　　　　　B. 试过　　　　　　C. 正在进行　　　　D. 从来没有想过

(1) 如果进行过，您用什么方法？（可多选）

A. 器械练习　　　　B. 跑步　　　　　　C. 俯卧撑　　　　　D. 球类

E. 其他_____

(2) 如果您正在发展肌肉练习，您采取措施的时间：

A. 1 周之内　　　　B. 1 月之内　　　　C. 1 年之内　　　　D. 1 年以上

(3) 发展肌肉练习后的结果或变化：（可多选）

A. 体重增加　　　　B. 体格变得强壮　　C. 无变化　　　　　D. 其他_____

(4) 如果您曾经练习过发展肌肉，什么原因导致您中止？

A. 缺少毅力　　　　B. 没有效果　　　　C. 没人指导　　　　D. 经济有限

E. 其他_____

4. 您赞成发展肌肉吗？

A. 赞成　　　　　　B. 不赞成　　　　　C. 无所谓

5. 在日常饮食中，您会提醒自己注意体形的变化吗？

A. 偶尔会　　　　　B. 经常会　　　　　C. 不会

6. 您有看关于科学健身方面的资料吗？

A. 经常看　　　　　B. 有时看　　　　　C. 偶尔看　　　　　D. 没看

7. 您获得健身知识的途径：（可多选）

A. 互联网　　　　　B. 电视　　　　　　C. 广播电台　　　　D. 书籍

E. 体育教师　　　　F. 健身教练　　　　G. 同学或朋友　　　H. 父母

I. 其他_____

三、膳食与生活习惯

1. 您会吃早餐吗？

A. 会　　　　　　B. 有时会　　　　　C. 不会

如果问答"会"（除 C 选项以外），那么您常吃的食物是：（选最主要的三项）

A. 稀饭、面条　　B. 油炸食品　　　　C. 包子、花卷、馒头

D. 鸡蛋　　　　　E. 蛋糕　　　　　　F. 豆浆

G. 洋快餐、发糕、面包（如肯德基、麦当劳等）

H. 牛奶或酸奶者　I. 咖啡　　　　　　J. 巧克力　　　　K. 果汁

L. 其他_____

2. 您每天都会按时吃早餐吗？

A. 经常会按时　　B. 基本按时　　　　C. 经常不按时

3. 您一日三餐是否有规律？

A. 非常有规律　　B. 有时有规律　　　C. 没有规律

4. 您每天中餐是否吃米饭或面类？（每周吃的次数）

A. 从来不吃　　　B. 1～2 次　　　　C. 3～4 次　　　　D. 5～6 次

E. 天天吃

如果回答"吃"（除 A 选项以外），那么您中餐约吃多少米饭或面类？

A. 1 两及以下　　B. 1～2 两（含 2 两）　　　　C. 2～3 两

D. 4～8 两　　　　E. 8 两及以上

5. 您每天晚餐是否吃米饭或面类？（每周吃的次数）

A. 从来不吃　　　B. 1～2 次　　　　C. 3～4 次　　　　D. 5～6 次

E. 天天吃

如果回答"吃"（除 A 选项以外），那么您晚餐大约吃多少米饭或面类？

A. 1 两及以下　　B. 1～2 两（含 2 两）　　　　C. 2～3 两

D. 4～8 两　　　　E. 8 两及以上

6. 您是否经常吃豆类或豆制品（如黄豆、豆芽、豆腐、豆干、豆浆等）？（每周吃的次数）

A. 从来不吃　　　B. 1～2 次　　　　C. 3～4 次　　　　D. 5～6 次

E. 天天吃

7.以下肉类食品中,哪类您平时吃得最多?

A.不吃　　　　　B.猪肉　　　　　C.牛肉　　　　　D.家禽类

E.鱼类　　　　　F.各种肉类都吃,无特殊偏好

如果回答"吃"(除 A 选项以外),那么在一天中,您大约吃多少肉类?

中餐:A.1 两及以下　B.1~2 两　C.3~4 两　D.5~8 两　E.8 两及以上

晚餐:A.1 两及以下　B.1~2 两　C.3~4 两　D.5~8 两　E.8 两及以上

8.您每天摄入的蔬菜共有多少种?

A.无　　　　　B.1 种　　　　　C.2~3 种　　　　　D.4~5 种

E.6 种及以上

9.您经常吃的蔬菜是哪种?

A.绿叶类(如青菜、芹菜等)　　　　　B.瓜类(如黄瓜、冬瓜、西红柿等)

C.根茎类(如土豆、红薯等)　　　　　D.以上各类都吃,无特殊偏好

10.您是否经常吃水果?

A.从不吃　　　　　B.有时吃　　　　　C.每天吃

11.您是否喝牛奶、酸奶或其他奶制品,每周总共喝多少瓶/杯(以 1 瓶约 200 毫升计算)?

A.从不喝　　　　B.每周 1~3 瓶　C.每周 4~6 瓶　D.每天 1 瓶

E.每天 2 瓶　　　F.每天 3 瓶　　　G.每天 4 瓶及以上

12.您是否偏食?

A.是　　　　　B.否

13.您是否爱吃粗粮?

A.是　　　　　B.否

14.您是否有吃夜宵的习惯?

A.经常吃　　　　　B.有时去吃　　　　　C.从来不吃

15.您是否爱吃零食?(每周吃的次数)

A.从来不吃　　　B.1~2 次　　　C.3~4 次　　　　D.5~6 次

E.天天吃

如果回答"吃"(除 A 选项以外),那么您最喜欢吃的零食依次是:(选最主要的三项)

A.膨化食品　　　B.巧克力　　　C.蜜饯、糖果　　　D.饼干、蛋糕

E. 冰淇淋　　　　　F. 炒货等　　　　　G. 其他_____

16. 除一日三餐外,您是否还补充其他营养品,例如蛋白粉、钙片、复合维生素等?

A. 是　　　　　　B. 否

如果回答"是",那么您吃的营养补品是:_____

17. 您吃饭的速度:

A. 很快　　　　　B. 一般　　　　　C. 细嚼慢咽

18. 您一般是选择何时参加体育活动?

A. 饭前　　　　　B. 饭后即刻　　　　　C. 饭后半小时以上

19. 您一般会选择哪个场所参加运动?

A. 田径场　　　　B. 体育馆　　　　C. 宿舍　　　　D. 无固定场所

20. 运动前您是否喝水或饮料?

A. 是　　　　　　B. 否

如果回答"是",那么您一般在运动前多长时间喝水或饮料?

A. 1 小时前　　　B. 半小时前　　　C. 15 分钟前　　　D. 运动开始时

21. 运动后,您通常喝什么饮料?

A. 白开水　　　　B. 汽水,如可乐、雪碧　　　　C. 果汁

D. 运动饮料,如佳得乐、脉动、劲跑　　E. 矿泉水　　　　F. 茶饮料

G. 各种饮料都喝

22. 运动后,您的食量是否有所改变?

A. 食量减少　　　B. 食量不变　　　C. 食量增加

如果回答"食量增加",那么您一般增加下列哪种食物的摄入?

A. 米饭　　　　　B. 肉类　　　　C. 蔬菜　　　　D. 酸奶或牛奶

E. 各种食物都摄入

23. 您是否经常用电脑?

A. 是　　　　　　B. 否

如果问答"是",那么您平均每天使用电脑的时间为:

A. 30 分钟及以下　　　　　　B. 0.5~1 小时(含 1 小时)

C. 1~2 小时(含 2 小时)　　　D. 2~3 小时　　　E. 3 小时及以上

24. 您平均每天的睡眠时间(包括午睡)为:

A. 6 小时及以下 　　　　　　B. 6～8 小时(含 8 小时)

C. 8～10 小时 　　　　　　　D. 10 小时及以上

25. 您认为您的睡眠规律吗?

A. 规律　　　　　B. 不规律

四、体育锻炼习惯

1. 您参加体育锻炼的目的是:

A. 减肥健美　　　B. 增强体质　　　C. 消遣、娱乐　　　D. 治疗疾病

E. 社交　　　　　F. 参加比赛

2. 您保持和提高健康的主要途径是(可多选):

A. 健康的生活习惯　　　　　　B. 良好的体育锻炼习惯

C. 充足的睡眠　　　　　　　　D. 合理的饮食

E. 预防与减少疾病　　　　　　F. 提高对环境的适应能力

3. 除体育课外,您参加课外体育锻炼的情况是:

A. 经常参加　　　B. 有时参加　　　C. 从不参加

4. 您参加课外体育锻炼的次数是(每周平均次数):

A. 1 次及以下 　　　　　　　B. 1～2 次(含 2 次)

C. 2～3 次 　　　　　　　　D. 3 次及以上

5. 您每次参加课外体育锻炼的持续时间(每次平均时间)是:

A. 15 分钟及以下 　　　　　　B. 15～30 分钟(含 30 分钟)

C. 30～45 分钟 　　　　　　　D. 45 分钟及以上

6. 您参加课外体育锻炼的时间安排是:

A. 每周固定几天　B. 周末、节假日　C. 每天固定时间　D. 没有规律

7. 您课外时间经常参加哪些活动? 请根据参加活动的多少排序: _____

A. 谈恋爱　　　B. 上图书馆　　　C. 文化娱乐　　　D. 体育健身

E. 社会活动　　　F. 其他

8. 您参加体育锻炼的形式是:(可多选)

A. 个人锻炼　　　　　　　　　B. 与朋友、同学一起练

C. 与不认识的人一起练　　　　D. 没有特定对象

9. 您参加体育活动的原因是:(可多选)

A. 健身 　　　　B. 感到运动不足 　C. 调整情绪 　　　D. 与人交流

E. 消遣娱乐 　　F. 提高运动能力 　G. 因为体弱多病

H. 其他_____

10. 您认为影响您参加课外体育锻炼的原因是：(可多选)

A. 没有时间 　　B. 没有经济条件 　C. 没有场地器材 　D. 没有人指导

E. 没有同伴一起 　F. 克服本人惰性 　G. 其他_____

11. 您一般选择在哪个时间进行体育锻炼？

A. 早晨 　　　　B. 课间 　　　　　C. 中午 　　　　　D. 傍晚

E. 晚上

12. 您参加体育锻炼时经常选择的体育运动项目有哪些？(可多选)

A. 篮球 　　　　B. 排球 　　　　　C. 足球 　　　　　D. 乒乓球

E. 羽毛球 　　　F. 网球 　　　　　G. 器械健身 　　　H. 跑步

I. 健美操 　　　J. 跳绳 　　　　　K. 登山 　　　　　L. 爬楼梯

M. 瑜伽 　　　　N. 跆拳道 　　　　O. 骑自行车 　　　P. 其他_____

五、心理状况

本量表中列出了有些人可能会有的问题，请仔细阅读每一条内容，然后根据最近一星期您对下述情况的实际感觉，在 5 个方格中选择一格，并打上"√"。答案无对错之分，请您不要有所顾忌，根据自己的真实体验和实际情况来选择。

	没有	很轻	中等	偏重	严重
	1	2	3	4	5
1. 头痛	☐	☐	☐	☐	☐
2. 神经过敏，心中不踏实	☐	☐	☐	☐	☐
3. 头脑中有不必要的想法或字句盘旋	☐	☐	☐	☐	☐
4. 头昏或昏倒	☐	☐	☐	☐	☐
5. 对异性的兴趣减退	☐	☐	☐	☐	☐
6. 对旁人责备求全	☐	☐	☐	☐	☐
7. 感到别人能控制您的思想	☐	☐	☐	☐	☐
8. 责怪别人制造麻烦	☐	☐	☐	☐	☐
9. 忘性大	☐	☐	☐	☐	☐

10. 担心自己的衣饰整齐及仪态的端正　☐　☐　☐　☐　☐

11. 容易烦恼和激动　☐　☐　☐　☐　☐

12. 胸痛　☐　☐　☐　☐　☐

13. 害怕空旷的场所或街道　☐　☐　☐　☐　☐

14. 感到自己的精力下降,活动减慢　☐　☐　☐　☐　☐

15. 想结束自己的生命　☐　☐　☐　☐　☐

16. 听到旁人听不到的声音　☐　☐　☐　☐　☐

17. 发抖　☐　☐　☐　☐　☐

18. 感到大多数人都不可信任　☐　☐　☐　☐　☐

19. 胃不好　☐　☐　☐　☐　☐

20. 容易哭泣　☐　☐　☐　☐　☐

21. 同异性相处时感到害羞不自在　☐　☐　☐　☐　☐

22. 感到受骗、中了圈套或有人想抓住您　☐　☐　☐　☐　☐

23. 无缘无故地突然感到害怕　☐　☐　☐　☐　☐

24. 自己不能控制地大发脾气　☐　☐　☐　☐　☐

25. 怕单独出门　☐　☐　☐　☐　☐

26. 经常责怪自己　☐　☐　☐　☐　☐

27. 腰痛　☐　☐　☐　☐　☐

28. 感到难以完成任务　☐　☐　☐　☐　☐

29. 感到孤独　☐　☐　☐　☐　☐

30. 感到苦闷　☐　☐　☐　☐　☐

31. 过分担忧　☐　☐　☐　☐　☐

32. 对事物不感兴趣　☐　☐　☐　☐　☐

33. 感到害怕　☐　☐　☐　☐　☐

34. 您的感情容易受到伤害　☐　☐　☐　☐　☐

35. 旁人能知道您的想法　☐　☐　☐　☐　☐

36. 感到别人不理解　☐　☐　☐　☐　☐

37. 感到人们对您不友好,不喜欢您　☐　☐　☐　☐　☐

38. 做事必须做得很慢以保证做得正确　☐　☐　☐　☐　☐

39. 心跳得很厉害　☐　☐　☐　☐　☐

40. 恶心或胃部不舒服	☐	☐	☐	☐	☐
41. 感到比不上他人	☐	☐	☐	☐	☐
42. 肌肉酸痛	☐	☐	☐	☐	☐
43. 感到有人在监视您、谈论您	☐	☐	☐	☐	☐
44. 难以入睡	☐	☐	☐	☐	☐
45. 做事必须反复检查	☐	☐	☐	☐	☐
46. 难以做出决定	☐	☐	☐	☐	☐
47. 怕乘电车、公共汽车、地铁或火车	☐	☐	☐	☐	☐
48. 呼吸有困难	☐	☐	☐	☐	☐
49. 一阵阵发冷或发热	☐	☐	☐	☐	☐
50. 因为感到害怕而避开某些东西、场合或活动	☐	☐	☐	☐	☐
51. 脑子变空了	☐	☐	☐	☐	☐
52. 身体发麻或刺痛	☐	☐	☐	☐	☐
53. 喉咙有堵塞感	☐	☐	☐	☐	☐
54. 感到前途没有希望	☐	☐	☐	☐	☐
55. 不能集中注意	☐	☐	☐	☐	☐
56. 感到身体的某一部分软弱无力	☐	☐	☐	☐	☐
57. 感到紧张或容易紧张	☐	☐	☐	☐	☐
58. 感到手或脚发重	☐	☐	☐	☐	☐
59. 想到死亡的事	☐	☐	☐	☐	☐
60. 吃得太多	☐	☐	☐	☐	☐
61. 当别人看着您或谈论您时,感到不自在	☐	☐	☐	☐	☐
62. 有一些不属于您自己的想法	☐	☐	☐	☐	☐
63. 有想打人或伤害他人的冲动	☐	☐	☐	☐	☐
64. 醒得太早	☐	☐	☐	☐	☐
65. 必须反复洗手、点数目或触摸某些东西	☐	☐	☐	☐	☐
66. 睡得不稳不深	☐	☐	☐	☐	☐
67. 有想摔坏或破坏东西的冲动	☐	☐	☐	☐	☐
68. 有一些别人没有的想法或念头	☐	☐	☐	☐	☐

69. 感到对别人的话语、行为很敏感　□　□　□　□　□

70. 在商店或电影院等人多的地方,感到不自在

　　　　　　　　　　　　　　　　□　□　□　□　□

71. 感到任何事情都很困难　□　□　□　□　□

72. 一阵阵恐惧或惊恐　□　□　□　□　□

73. 感到在公共场合吃东西很不舒服　□　□　□　□　□

74. 经常与人争论　□　□　□　□　□

75. 单独一人时神经很紧张　□　□　□　□　□

76. 别人对您的成绩没有做出恰当的评价　□　□　□　□　□

77. 即使和别人在一起也感到孤单　□　□　□　□　□

78. 感到坐立不安、心神不定　□　□　□　□　□

79. 感到自己没有什么价值　□　□　□　□　□

80. 感到熟悉的东西变成陌生的或不像是真的

　　　　　　　　　　　　　　　　□　□　□　□　□

81. 大叫或摔东西　□　□　□　□　□

82. 害怕会在公共场合昏倒　□　□　□　□　□

83. 感到别人想占您的便宜　□　□　□　□　□

84. 为一些有关"性"的想法而苦恼　□　□　□　□　□

85. 您认为应该因为自己的过错而受到惩罚

　　　　　　　　　　　　　　　　□　□　□　□　□

86. 感到要赶快把事情做完　□　□　□　□　□

87. 感到自己的身体有严重问题　□　□　□　□　□

88. 从未感到和其他人很亲近　□　□　□　□　□

89. 感到自己有罪　□　□　□　□　□

90. 感到自己的脑子有毛病　□　□　□　□　□

六、学校开设特色班的信息

1. 如果您想发展肌肉,您希望通过什么方式?

A. 自己练习　　　B. 社会上的健身培训　　　　C. 学校内部的健身培训

2. 您认为学校开设健身培训班(俱乐部)有必要吗?

A. 有必要   B. 不必要

3. 如果学校开设健身培训班（俱乐部），在时间允许的情况下，您愿意参加吗？

A. 愿意   B. 不愿意

4. 您希望健身培训班的形式是：

A. 体育课形式，增加发展肌肉的内容

B. 专门的健身培训班，面向大一、大二有体育课的学生，选择该班后学生无须再上其他体育课，以增加体重、发展肌肉为主要教学内容

C. 健身培训俱乐部，面向全校学生，纳入现有体育俱乐部管理

D. 健身培训校选课，按校选课要求进行

5. 您希望健身培训班开设的时间是：

A. 工作日白天   B. 工作日晚上   C. 双休日白天   D. 双休日晚上

6. 如果您参加健身培训班，您认为最大的障碍是什么？

A. 怕别人嘲笑   B. 担心没有效果   C. 没有时间

D. 没有毅力和信心   E. 其他_____

7. 假设您参加了健身培训班，您认为自己会达到预期的效果吗？

A. 会   B. 不会

8. 您对学校开设塑形特色班的有何宝贵建议？

_____

_____

_____

_____

再次感谢您对本调查的积极配合。祝您学习、生活愉快！

附录3：

超重/肥胖大学生的体质特征及健康干预
促进的课程进度计划表

时间	工作内容
2月	1.肥胖学生的筛选 2.问卷的设计 3.肥胖成因、健康减肥的方法与干预资料的查找
3月	1.召开座谈会，完成问卷的发放、回收与统计 2.肥胖学生的身体成分的第一次测试与统计 3.完成干预课程的大纲、计划，并跟踪进度 4.确定干预的手段、方法、人员等实施方案
4月	1.实施干预的手段、方法、人员等方案 2.干预课程的大纲、计划，并跟踪进度 3.课外试验与辅导班的小论证
5月	1.肥胖学生的心肺功能第一次测试与统计 2.进行实施方案的效果评价
6月	1.继续实施干预的手段、方法、人员等方案 2.干预的大纲、计划，并跟踪进度 3.课外试验与辅导班的小论证
7月	1.身体成分的第二次测试与统计 2.实施方案的效果评价
8月	1.完善干预课程的大纲、计划与进度 2.研究阶段性成果的统计与研究报告
9—10月	1.实施干预的手段、方法、人员等方案 2.实施干预的大纲、计划，并跟踪进度 3.课外试验与辅导班的小论证
11月	1.体质测试的测试与统计 2.实施方案的效果评价
12月	1.实施干预的手段、方法、人员等方案 2.干预模式的总结
1月	完成本研究的统计与总研究报告

课程教学进程计划表

课程名称:大学体育—塑身班　　　　　　本教学进程计划表以_____班为准

讲次	授课日期	课时数	每课内容摘要	备注
一		2	1.介绍本学期教学内容、要求及考试内容 2.介绍减肥的相关知识 3.素质练习:压腿	统一
二		2	1.第一次身体成分的测量 2.日常饮食的查询 3.运动卡路里与燃脂运动计算	统一
三		2	1.初级有氧操 2.足球类体育游戏 3.跳绳 4.腰背部减肥组合练习	
四		2	1.体育游戏 2.篮球运球、传球运动 3.跳绳或呼啦圈 4.腹背部减肥组合练习	
五		2	1.体育游戏 2.篮球或排球运动 3.跳绳或呼啦圈 4.腰背部减肥组合练习	
六		2	1.第二次身体成分的测量 2.日常饮食、运动卡路里与燃脂运动的月统计	
七		2	1.体育游戏 2.快走运动 3.呼啦圈 4.局部减肥:各部位	
八		2	1.初级有氧操 2.快走兼体育游戏	统一

续表

讲次	授课日期	课时数	每课内容摘要	备注
九		2	1.体育游戏 2.慢跑运动 3.器械训练(配合音乐) 4.局部减肥:腿部	
十		2	1.体育游戏 2.大运动有氧操 3.器械训练(配合音乐) 4.局部减肥:各部位	
十一		2	1.第三次身体成分的测量 2.日常饮食、运动卡路里与燃脂运动的月统计	
十二		2	1.体育游戏 2.篮球或排球运动 3.跳绳或呼啦圈 4.局部减肥:各部位	雨天
十三		2	1.体育游戏 2.跑步运动(速度8千米/时) 3.呼啦圈或跳绳 4.局部减肥:各部位	
十四		2	1.篮球或排球运动(非比赛) 2.跳绳或呼啦圈 3.腰背部减肥组合练习 4.篮球或排球运动(非比赛)	
十五		2	1.快走运动或校园越野跑 2.呼啦圈或跳绳 3.局部减肥:各部位	
十六		2	1.第四次身体成分的测量 2.日常饮食、运动卡路里与燃脂运动的月统计 3.总结	

注:如遇雨天或场地冲突,教学进度及内容略有改变。

常吃食物的卡路里

（单位：kcal/100g）

序号	食物	卡路里	序号	食物	卡路里
1	蜂蜜	321	21	西瓜	5
2	鸡蛋	144	22	色拉油	898
3	苹果	52	23	鸡	167
4	豆浆	14	24	豆腐	81
5	牛奶	54	25	南瓜	22
6	香蕉	91	26	胡萝卜(老)	37
7	酸奶	72	27	桃	48
8	馒头	221	28	冬瓜	11
9	燕麦片	367	29	生菜	15
10	米饭	116	30	甘薯(红心)	99
11	白粥	117	31	炒空心菜	63
12	炒青菜	45	32	木耳(水发)	21
13	黄瓜	15	33	花生油	899
14	番茄	19	34	面条(生)	284
15	鸡蛋	144	35	菜花	24
16	玉米(鲜)	106	36	橙	47
17	小白菜	15	37	菠菜	24
18	猪肉(瘦)	143	38	素炒小白菜	49
19	马铃薯	76	39	白萝卜	21
20	番茄炒蛋	91			

附录6：

2009—2010 学年大学生体质健康测试成绩统计与评价

一、2009—2010 学年大学生体质健康测试成绩汇总

1. 2009—2010 学年全校体质测试人数情况

全校总人数	实测人数		旷测人数		免测人数		作弊人数	
	人数/人	百分率/%	人数/人	百分率/%	人数/人	百分率/%	人数/人	百分率/%
13451	13037	96.92	300	2.23	74	0.55	40	0.30

2. 2009—2010 学年全校各年级体质测试成绩统计

年级	学生人数	不及格		及格		良好		优秀	
		人数/人	百分率/%	人数/人	百分率/%	人数/人	百分率/%	人数/人	百分率/%
大一	4007	362	9.04	2565	64.01	1076	26.85	4	0.10
大二	3639	140	3.85	2436	66.94	1059	29.10	4	0.11
大三	3560	228	6.40	2458	69.05	870	24.44	4	0.11
大四	1831	102	5.57	1195	65.27	531	29.00	3	0.16
总计	13037	832	6.38	8654	66.38	3536	27.12	15	0.12

3. 2009—2010 学年全校体质测试各等级统计

评价等级	人数/人	百分率/%
优秀	15	0.12
良好	3536	27.12

续表

评价等级	人数/人	百分率/%
及格	8654	66.38
不及格	832	6.38
及格及以上	12205	93.62
良好及以上	3551	27.24
合 计	13037	100.00

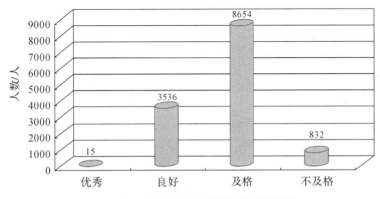

2009—2010 学年全校体质测试各等级统计

4. 2009—2010 学年全校体质测试各指标统计

指标	性别	最大值	最小值	平均值
身高/cm	男	191.7	148.7	170.70
	女	179.30	142.90	158.80
体重/kg	男	102.30	36.30	61.06
	女	99.70	35.00	50.84
肺活量/mL	男	6500	1600	3732.31
	女	4615	1204	2489.66
台阶试验/(次/分)	男	89	36	52.48
	女	89	35	51.14
跳远/cm	男	280	145	228
	女	221	140	169

续表

指标	性别	最大值	最小值	平均值
握力/kg	男	68	20.10	46.42
	女	60	16.8	30.62
1000 米	男	3′04″	7′42″	3′86″
800 米	女	3′00″	5′30″	3′71″

二、2009—2010 学年大学第一年级各学院《国家学生体质健康标准》汇总表

大学第一年级（2010 级）

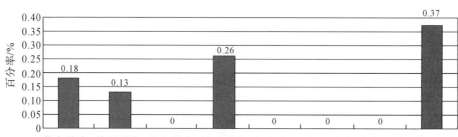

2009—2010 学年体质测试优秀等级统计（2010 级）

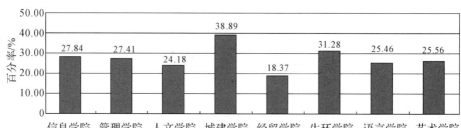

2009—2010 学年体质测试良好等级统计（2010 级）

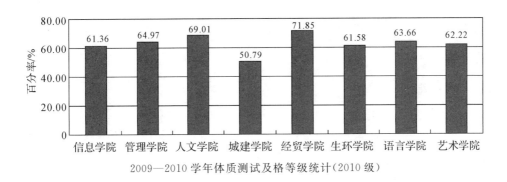

2009—2010 学年体质测试及格等级统计（2010 级）

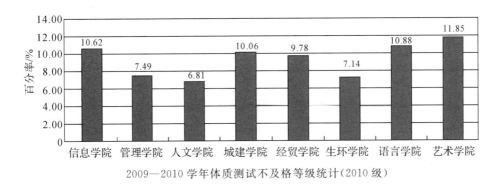

2009—2010 学年体质测试不及格等级统计（2010 级）

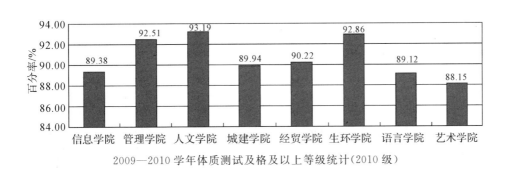

2009—2010 学年体质测试及格及以上等级统计（2010 级）

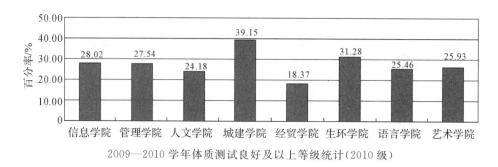

2009—2010 学年体质测试良好及以上等级统计（2010 级）

三、**2009—2010 学年大学第二年级各学院《国家学生体质健康标准》汇**
总表

大学第二年级（2009 级）

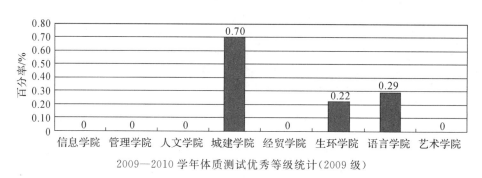

2009—2010 学年体质测试优秀等级统计（2009 级）

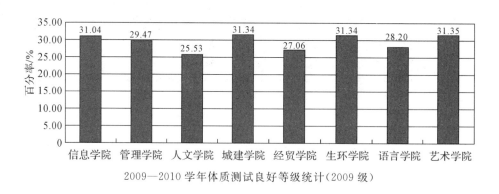

2009—2010 学年体质测试良好等级统计（2009 级）

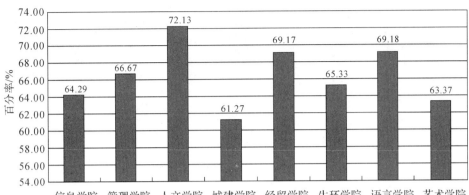

2009—2010 学年体质测试及格等级统计(2009 级)

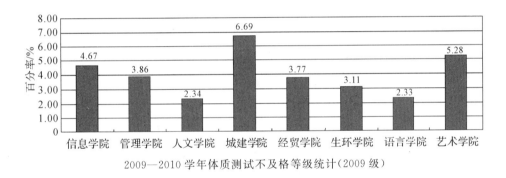

2009—2010 学年体质测试不及格等级统计(2009 级)

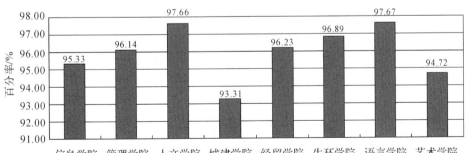

2009—2010 学年体质测试及格及以上等级统计(2009 级)

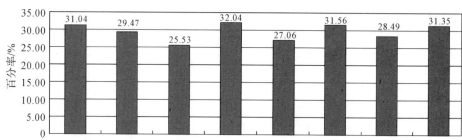

2009—2010 学年体质测试良好及以上等级统计（2009 级）

四、2009—2010 学年大学第三年级各学院《国家学生体质健康标准》汇总表

大学第三年级（2008 级）

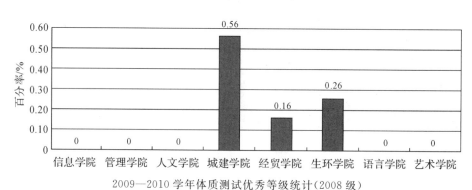

2009—2010 学年体质测试优秀等级统计（2008 级）

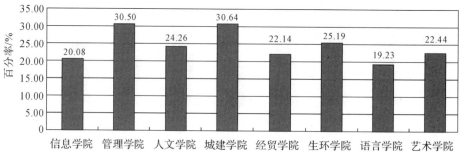

2009—2010 学年体质测试良好等级统计（2008 级）

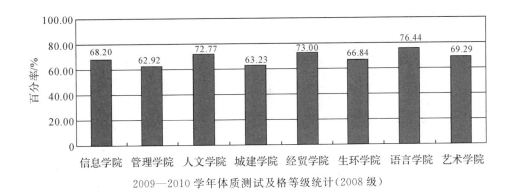

2009—2010 学年体质测试及格等级统计（2008 级）

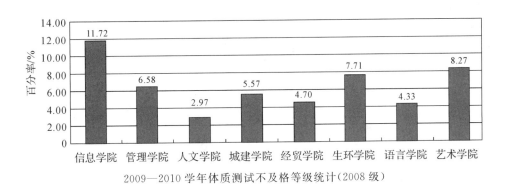

2009—2010 学年体质测试不及格等级统计（2008 级）

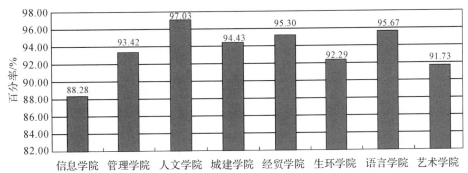

2009—2010 学年体质测试及格及以上等级统计（2008 级）

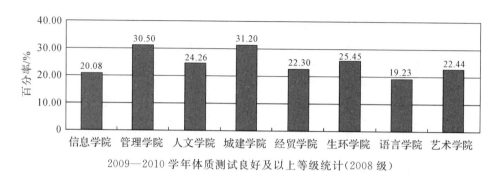

2009—2010 学年体质测试良好及以上等级统计（2008 级）

五、2009—2010 学年大学第四年级各学院《国家学生体质健康标准》汇总表

大学第四年级（2007 级）

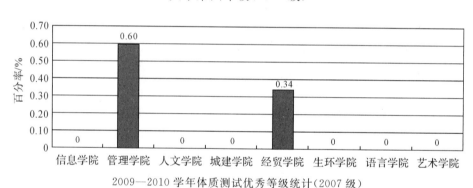

2009—2010 学年体质测试优秀等级统计（2007 级）

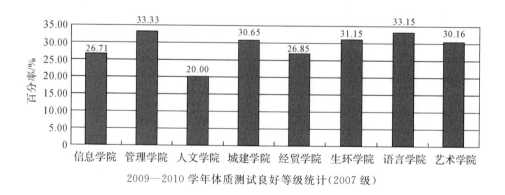

2009—2010 学年体质测试良好等级统计（2007 级）

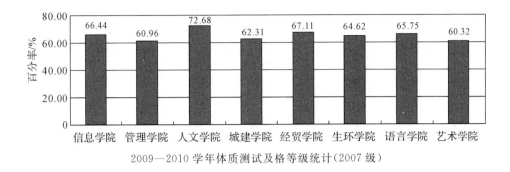

2009—2010 学年体质测试及格等级统计（2007 级）

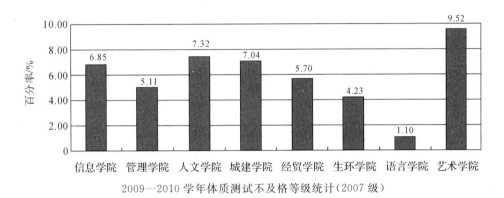

2009—2010 学年体质测试不及格等级统计（2007 级）

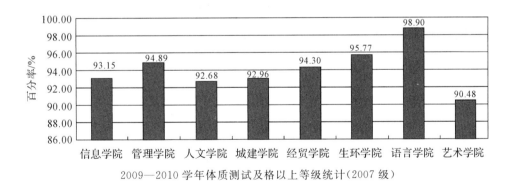

2009—2010 学年体质测试及格以上等级统计（2007 级）

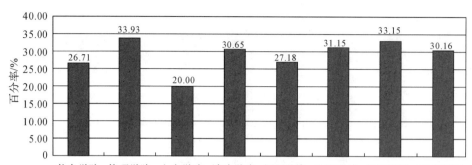

2009—2010 学年体质测试良好及以上等级统计（2007 级）

2010—2011学年大学生体质健康测试成绩统计与评价

按照《国家学生体质健康标准》,2010—2011学年浙江树人大学学生体质测试成绩:全校学生达标率为93.10%(其中优秀率为0.41%,良好率为39.77%,及格率为52.92%),全校2011年学生体质总体情况比2010年有一定程度的提高。全校测试成绩如下:

1.2010—2011学年全校体质测试人数情况

全校总人数	实测人数		旷测人数		免测人数		作弊人数	
	人数/人	百分率/%	人数/人	百分率/%	人数/人	百分率/%	人数/人	百分率/%
14294	13993	97.89	204	1.43	91	0.64	6	0.04

2.2010—2011学年全校体质测试各等级统计

评价等级	人数/人	百分率/%
优秀	57	0.41
良好	5565	39.77
及格	7405	52.92
不及格	966	6.90
及格及以上	13027	93.10
良好及以上	5622	40.18
合计	13993	100.00

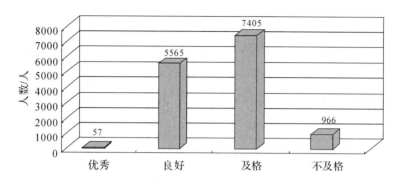

2010—2011学年全校体质测试各等级统计

3.2010—2011学年全校体质测试各指标统计

指标	性别	最大值	最小值	平均值	中位数	标准差
身高/cm	男	196.3	149.5	171.6	171.6	5.7
	女	180.1	141.2	159.3	159.2	5.1
体重/kg	男	102.3	30.2	61.7	60.1	9.9
	女	102.3	21.5	50.2	49.5	6.8
肺活量/mL	男	7535	1109	3793	3772	624
	女	6550	1004	2583	2570	433
跳远/cm	男	287	150	232	230	16
	女	241	100	171	170	14
跳绳/(次/分)	男	242	15	137	138	27
	女	239	38	149	150	28
握力/kg	男	79.0	20.3	46.5	46.2	7.2
	女	56.7	13.5	29.9	29.8	4.8
台阶试验/(次/分)	男	87	36	52	50	7
	女	89	38	51	50	7
1000米	男	2'54"	7'00"	4'09"	4'08"	0'23"
800米	女	2'40"	6'24"	4'00"	3'58"	0'19"

4.2010—2011 学年全校各年级体质测试成绩统计

年级	学生人数/人	不及格		及格		良好		优秀	
		人数/人	百分率/%	人数/人	百分率/%	人数/人	百分率/%	人数/人	百分率/%
大一	3693	543	14.70	2124	57.52	1012	27.40	14	0.38
大二	3618	184	5.09	1577	43.59	1829	50.55	28	0.77
大三	4089	156	3.82	2128	52.04	1795	43.90	10	0.24
大四	2593	83	3.20	1576	60.78	929	35.83	5	0.19
总计	13993	966	6.90	7405	52.92	5565	39.77	57	0.41

索　引

图书在版编目（CIP）数据

超重/肥胖大学生的体质特征及运动干预 / 颜飞卫，吕荷莉著. —杭州：浙江大学出版社，2017.1
ISBN 978-7-308-15021-7

Ⅰ.①超… Ⅱ.①颜… ②吕… Ⅲ.①大学生—减肥—体育锻炼 Ⅳ.①R161.1 ②G806

中国版本图书馆 CIP 数据核字（2015）第 194379 号

超重/肥胖大学生的体质特征及运动干预

颜飞卫　吕荷莉　著

责任编辑	徐　霞
责任校对	杨利军　秦　瑕
封面设计	续设计
出版发行	浙江大学出版社
	（杭州市天目山路 148 号　邮政编码 310007）
	（网址：http://www.zjupress.com）
排　　版	杭州中大图文设计有限公司
印　　刷	杭州日报报业集团盛元印务有限公司
开　　本	710mm×1000mm　1/16
印　　张	16.75
字　　数	284 千
版 印 次	2017 年 1 月第 1 版　2017 年 1 月第 1 次印刷
书　　号	ISBN 978-7-308-15021-7
定　　价	48.00 元

版权所有　翻印必究　印装差错　负责调换

浙江大学出版社发行中心联系方式：0571－88925591；http://zjdxcbs.tmall.com